高次脳機能障害
ファシリテーター養成講座

The Lecture of Facilitator For Higher Brain Dysfunction

特定非営利活動法人
高次脳機能障害支援ネット
Supporters of WIN-WIN Activity
for higher brain dysfunction（SOWA）

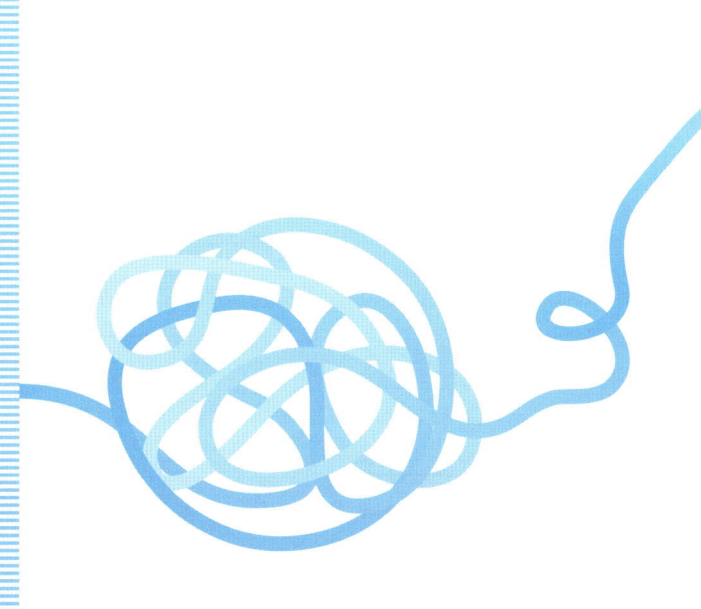

三輪書店

序文

　私が高次脳機能障害者とその家族の支援に本格的にかかわり始めたのは，2000年の夏，神奈川リハビリテーション病院に勤務したての頃でした．同じ年に日本脳外傷友の会が設立され，翌年2001年から厚生労働省による高次脳機能障害支援モデル事業がスタートしようとしている，時代の大きな転換期でした．

　大学の医局からの普通の人事で派遣された若い3年目の医師は，目の前に入院してくる，重度の後遺症を抱えた脳損傷当事者と家族に何をしたらいいのか皆目見当がつかないといった状況でした．正直なところ，私が支援していたというより，当事者や家族から私が支えていただいていたという表現のほうが正しかったように思います．

　神奈川リハビリテーション病院に勤務した4年の間に，リハビリテーションにまったくのらない患者，てんかんの重責発作や誤嚥性肺炎，悪性症候群，離棟・離院してしまう患者，脳外傷になった統合失調症患者，食べたことを忘れてしまう糖尿病患者，大声で噛みついてきた患者，呼びかけに目の動きだけで反応する脳損傷患者，転倒して骨折してしまった片麻痺患者，当事者を預けたきりまったく病院に来なくなってしまった家族等々たくさんの経験をさせていただきました．駆け出しの若いリハビリ医にとって，そのどれもが応用問題であり，医学の勉強だけでは到底太刀打ちできない難問ばかりでした．

　2004年からは東京医科歯科大学難治疾患研究所に場所を移し，米国の脳損傷通院プログラムを参考に，包括的リハビリテーションプログラム『オレンジクラブ』を立ち上げました．『オレンジクラブ』は2004年10月から実施され，計8クール，累計50組の高次脳機能障害者とその家族が参加され，その間，多数の当事者，家族，そして医療福祉関係者などが見学に訪れ，その数は累計560名を超えました．2008年頃には，東京慈恵会医科大学附属病院における高次脳機能障害外来は，東京都のみならず全国からお越しになる患者さんであふれかえりました．当事者とご家族の熱意に感謝し，日々勉強の毎日でしたが，このままではいけないという思いも芽生え始めました．高次脳機能障害者の支援を家族や一部の専門家のみで担うことだけでは，本当の意味でのリハビリテーションが実現できないと考えたのです．

　特定非営利活動法人高次脳機能障害支援ネットは，小児および成人の高次脳機能障害の当事者・家族およびそのケアに従事するすべての人々に対する，全国規模のネットワーク作り，情報提供，教育，啓蒙，研究支援，社会復帰活動に関する事業を行い，保健，医療，福祉の増進に寄与するために，2010年に設立しました．

　「高次脳機能障害ファシリテーター養成講座」は，一般社団法人日本損害保険協会の支援により立ち上がった支援者養成プログラムです．あらゆる人々が，健康に育ち，

安心して暮らし，人として幸せに生きるために，他人や専門家に頼んだり任せたりするのではなく，自分自身でできることを考える．この講座を通じて，そのようなスピリットが全国に拡がっていくことを願っています．

2014年7月

        特定非営利活動法人高次脳機能障害支援ネット理事長
        橋本圭司

目 次

1章 高次脳機能障害ファシリテーター養成講座のめざすもの ……………… 1
　　橋本圭司（特定非営利活動法人高次脳機能障害支援ネット　理事長）

2章 高次脳機能障害の理解 ……………………………………………………… 5
　　村田深雪（いわてリハビリテーションセンター　医師）

3章 高次脳機能障害の看護―看る ……………………………………………… 12
　　鞄総淳子（獨協医科大学越谷病院　看護師）

4章 高次脳機能障害の評価 ……………………………………………………… 29
　　石松一真（滋慶医療科学大学院大学　心理学者）

5章 高次脳機能障害のリハビリテーション …………………………………… 41
　　石川　篤（東京慈恵会医科大学附属第三病院　作業療法士）

6章 高次脳機能障害者の心理 …………………………………………………… 63
　　山舘圭子（栃内第二病院　臨床心理士）

7章 高次脳機能障害者の家族支援 ……………………………………………… 72
　　野路井未穂（横浜市総合リハビリテーションセンター　臨床心理士）

8章 高次脳機能障害の当事者として
　　1）高次脳機能障害の当事者として　石井雅史 …………………………… 81
　　2）高次脳機能障害の当事者として　宮田康弘 …………………………… 103
　　3）自分を鍛えて逞しくなる　堀間　真 …………………………………… 109

9章 高次脳機能障害者の家族として
　　1）私たちの13年間の記録　石井智子 ……………………………………… 115
　　2）高次脳機能障害者の家族として　宮田興子 …………………………… 127
　　3）高次脳機能障害者と家族の思い　堀間幸子 …………………………… 133

**10章 集団認知リハビリテーションプログラム「羅心版」
　　について** …………………………………………………………………… 144
　　粳間　剛（特定非営利活動法人高次脳機能障害支援ネット　理事）

コラム　高次脳機能障害ファシリテーターとしての役割 …………………… 165
　　長田千鶴（東京慈恵会医科大学リハビリテーション医学講座　秘書）

1 高次脳機能障害ファシリテーター養成講座のめざすもの

特定非営利活動法人高次脳機能障害支援ネット理事長
橋本 圭司

◆ 高次脳機能障害とは

　脳卒中（脳血管障害ともよばれ，脳梗塞，脳出血，くも膜下出血がこれに含まれます）や脳外傷，脳炎，低酸素脳症などによる脳損傷が原因で，運動や感覚以外の脳の高いレベルでの機能，つまりは言語や記憶，注意，感情のコントロールなどの知的機能が壊された状態を高次脳機能障害といいます．高次脳機能障害にはこちらが何を話しかけても反応しない（発動性の低下），さっき言ったことを全然覚えていない（記憶障害），些細なことにすぐ腹を立てて常にイライラしている（脱抑制），何をやらせてもうまくいかず，すぐパニックになってしまう（遂行機能障害），などの症状があります．

　しかしながら，世の中には，やる気がない人や物覚えが悪い人などはたくさんいます．この障害のやっかいなところは，厳密には正常値が存在しないことです．外見からは，どこまでがもともとのキャラクターで，どこからが障害によるものなのかの判断が難しいのが，この障害の特徴なのです．

　平成20年（2008年）に東京都が実施した高次脳機能障害実態調査によると，東京都内に高次脳機能障害者は，推計約5万人いることがわかりました．東京都の人口が，日本の人口の約10分の1を占めるとして単純計算をすると，全国で約50万人もいることになる高次脳機能障害は，超高齢化社会を迎える我が国の実情とあわせて考えても，今後決して無視することができない，専門家による治療や支援が必要な障害といえるでしょう．

◆ 神経心理循環

　人間に備わるさまざまな神経心理学的機能（高次脳機能）はそれぞれ単体で存在しているわけではなく相互に影響を及ぼしあい，最終的に一つの表現形である具体的な認知行動として表出されます．たとえば，「新しいことを憶えられない」という記憶に関する問題行動が起こったとき，この問題行動の原因は必ずしも記憶機能によるものだけではありません．たとえば易疲労性や覚醒の低下があり，その結果，自発性や意

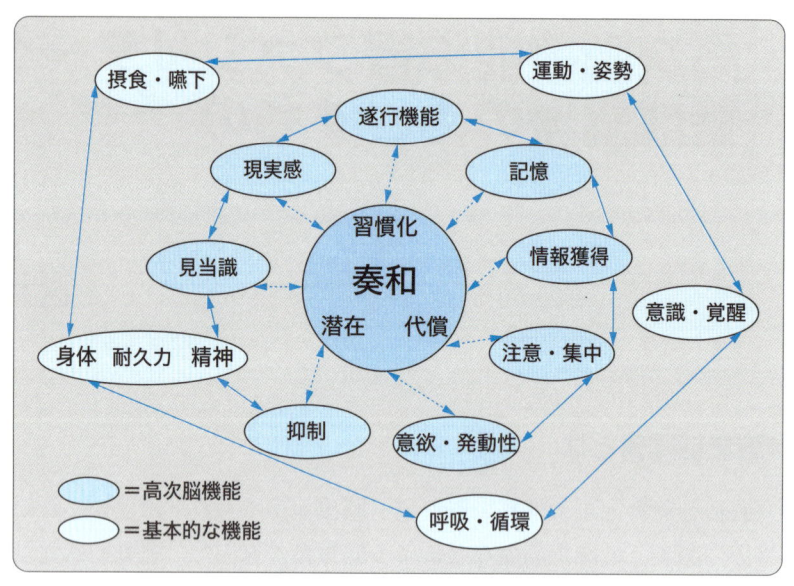

図1　Neuropsychological Spiral；神経心理循環（2008 Orange Club）

欲が低下し，注意・集中力も低下し，結果として情報獲得がままならず憶えられないといったプロセスが十分予想されます．そう考えると，高次脳機能障害に対するリハビリテーションは一つひとつの症状や機能障害に対して，単一的に，要素的にアプローチすることは困難です．また，高次脳機能以外のより基本的な要素，すなわち呼吸・循環機能，運動機能や感覚刺激，摂食・嚥下機能などの機能との関係も無視できません．高次脳機能を高めるにはこれら基本的な機能も含めて身体全体としてアプローチをすることが望まれます．

　図1に示した「神経心理循環」という考え方は，そのような全人的リハビリテーションの在り方をシェーマにしたものです．図にある"奏和"とは，様々な機能をうまく調和させ，美しいハーモニーを奏でるという造語です．

◆ オレンジスピリッツ

　『オレンジクラブ』は，高次脳機能障害の当事者，そしてそれを必死に支えている家族の力になりたい，そんな思いで，2004年に東京医科歯科大学難治疾患研究所の中村俊規教授（現，表参道こころのクリニック院長）をはじめとした少数精鋭の専門家と共に立ちあげた，当事者・家族ボランティア支援プログラムです．今振り返ってみると，あれこれ議論を重ねるより，まずは実践してみてから考える，できることから始めそれを伸ばすという精神が，当初から現場に息づいていたように思います．

　その後，『オレンジクラブ』の活動は，東京慈恵会医科大学附属病院，そして，オレンジクラブ・VIVIDのリハビリ公開講座へと引き継がれ，2012年4月より特定非営

利活動法人高次脳機能障害支援ネットによる「高次脳機能障害ファシリテーター養成講座」へと進化をとげました．

　自分に障害がある人も，同じ障害に苦しんでいる人を助けることができます．むしろ，同じ障害だからこそ，助けることができるのです．患者や周囲の人々は，障害があることを嘆き苦しむあまり，何とか元通りに戻ることばかりにこだわってしまいがちになります．しかし，リハビリテーションの本当の意味は，元通りに戻ることではなく，そのような苦難に出合ったときに，いかにそれと向き合い，自分自身が，今日，明日から何ができるかを問いかけることではないかと思うのです．病気や障害に遭遇したことを，いつの日かプラスに考え，そのような経験をした自分にしかできない「何か」を見つける過程こそが，真のリハビリテーションといえるのではないでしょうか．

　『オレンジクラブ』で実践してきた高次脳機能障害者に対する「こころの支援」は，近年の医療制度の枠の中で維持することが難しい現状があります．しかしながら，当事者と人として向き合い，人として行動を起こすマインドがあれば，どのような制度の中でも，どんな環境であっても良いリハビリテーションを行うことができると私たちは信じています．

　患者の障害や問題点を見つけ，それを無くそう，補おうと患者のお尻ばかりをたたく支援はもうやめにしようではありませんか．高次脳機能障害と向き合うリハビリテーション，その本当の対象は，それを取り巻く我々自身の心の中にあります．我々自身が変わろうとする勇気，それこそが当NPO法人の活動から生み出されるべき「オレンジスピリッツ」であると考えています．

◆ マイナスをプラスに変える

　言うまでもなく高次脳機能障害の当事者は一人の人間であり，さまざまな高次脳機能もそれぞれ別個に存在しているわけではありません．また，ある人から見たら問題と思える行動も，別の人から見たら好ましいと思われるということもあり得ます．当事者が示すさまざまな症状やサインを一方向的に，主観的に捉えるのではなく，より客観的に冷静に捉える必要があります．

　長年，高次脳機能障害者の支援に携わっていると，良くなる当事者には，いくつかの共通点があることに気づきました．

　一つは「とてもよく笑う」．笑うと心が晴れやかになり，周囲にも良い影響を与えるようです．当事者の笑顔は，多くの場面で支援者を幸せにしてくれます．そして明日への生きる活力を与えてくれます．

　二つめは「感動」．全国で，さまざまな当事者や家族の体験談を拝聴していますと，人やものへの感動，つまりはどれだけ「ワクワク・ドキドキ」を経験できたかが，その後の回復の程度と大きく関係していることに気づかされます．出会いに感動する，スポーツに感動する，芸術や遊び，音楽に感動する．病院でのリハビリテーションも，

決められたルーチンのプログラムを淡々とこなすのではなく，当事者も支援者もその日その日のワクワク・ドキドキをいかに共有できるかをもっと考えてみるといいように思います．

最後に「感謝」．大変良い人生を歩んでいる当事者と家族が共通して口にする言葉があります．それは，家族や友人などこれまで支えてくれた人や今ある自分への感謝の言葉，そして障害によって得ることができた気づきの言葉です．「生んでくれてありがとう」「これまで支えてくれてありがとう」「事故や病気に遭ったからこそわかることがある」「障害を抱えたからこそ見えてくることがある」「障害を負ったからこそ，新しい出会いを得ることができた」

普通に何不自由なく生活していると，我々は「笑い」「感動」「感謝」この三つを生活において実感する機会が，非常に少ないように思います．

高次脳機能障害の当事者と家族は，その大切なことを，私たちに気づかせてくれるのです．

高次脳機能障害によって当事者と家族が感じる負担感は，我々専門家が，いくら時間をかけて勉強したところで，とうてい理解できることではありません．学校で学んできた医学の専門知識は一度頭の中から追い出す勇気が必要です．

知識を得るための勉強ではなく，当事者と家族が，命がけで経験してきた「からだの記憶」を手がかりに，生きるために本当に必要な知恵を，ぜひとも学ばせていただこうではありませんか．

最後に，脳出血後の高次脳機能障害の当事者で，京都に在住の出口晋吾さんの詩を三つ紹介させていただきます．そのどれもが，私たちが日ごろ心がけるべき大切なことを教えてくれています．

何よりもまず，私自身が「前向きな良い言葉を語りかける」「ふと立ち止まり，自然体を心がける」，そして「今ある自分に素直に感謝する」ことを実践したいと思います．

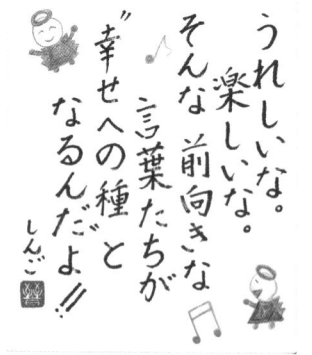

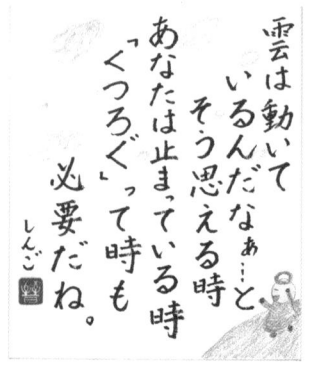

良いことあったら
すなおに喜ぼう
「未来への扉」かも
しれないから
しんご

雲は動いて
いるんだなぁ…と
そう思える時
あなたは止まっている時
「くつろぐ」って時も
必要だね．
しんご

うれしいな．
楽しいな．
そんな前向きな
言葉たちが
"幸せへの種と
なるんだよ！！"
しんご

2 高次脳機能障害の理解

いわてリハビリテーションセンター医療連携科
村田 深雪

　脳外傷や脳卒中から生還したけれど，あれっ？　何かが違う．見た目は元通りに回復しているのに，こんなことができなくなっている……さっき言ったのに，もう忘れている……．

　外見からだけではわからない高次脳機能障害．でも，その実，とても日常生活に困ってしまう後遺症です．

高次脳機能障害の原因

　高次脳機能障害の原因として多いのが，脳卒中，脳外傷，低酸素脳症，脳炎です．まず，それぞれの疾患について説明します．

脳卒中

　脳卒中は出血性脳卒中（くも膜下出血，脳内出血など），虚血性脳卒中（脳血栓症，脳塞栓症，一過性脳虚血発作）の総称です．

くも膜下出血

　原因の70～80％が脳動脈瘤の破裂です．動脈瘤の破裂は中年女性に多くみられます．危険因子は高血圧，喫煙，過度の飲酒などが挙げられます．典型的な発症形式は，突然の激しい頭痛です．診断はCT，MRI，脳血管造影などで行います．動脈瘤が確認されたら，原則として72時間以内に手術を行います．手術の方法には開頭して行うクリッピング術（動脈瘤の頚部を小さなクリップで留める）やトラッピング術（動脈瘤の前後を遮断する），血管内手術（動脈瘤内にコイルを詰める）があります．そのほか，緊急措置として脳室ドレナージを行うこともあります．生存者の予後は，60～70％が社会復帰あるいは介護不要となりますが，30％は重篤な後遺症を残します．

　くも膜下出血の原因として脳動脈瘤の次に多いのが脳動静脈奇形（15％）です．これは先天的な血管の病気です．65～70％が出血で発症し，20％がけいれん発作です．診断はCT，MRI，脳血管造影などで行います．治療は手術による動静脈奇形摘出，血管内手術（コイル塞栓術），放射線治療（ガンマナイフ），保存的治療（抗けいれん剤

など）がありますが，動静脈奇形のある場所や大きさ，関与している血管などによって方針が決定されます．

●脳内出血

原因のほとんどが高血圧です．ほかに脳動静脈奇形，海綿状血管腫，もやもや病などによるものがみられます．出血部位別にみて多いのが被殻出血（40～50％），次いで視床出血（20～30％），大脳皮質下（脳葉）出血（10％），小脳出血（5～10％），脳幹出血（5～10％）です．被殻出血では出血と反対側の片麻痺，感覚障害，失語（優位側損傷の場合）などを認めます．視床出血では出血と反対側の感覚障害が主となります．小脳出血では頭痛，悪心・嘔吐，めまい，歩行障害，失調などを認めます．脳幹出血では四肢麻痺，脳神経症状（複視，顔面神経麻痺など），意識障害などを認めます．皮質下出血では出血した部位に応じた症状がみられます（たとえば，後頭葉では同名半盲，側頭葉では感覚性失語など）．診断はCT，MRIで行います．被殻出血や皮質下出血，小脳出血では，血腫量が多いときは血腫を取り除く手術を行います．ほかに血圧コントロールや脳浮腫の治療などを行います．

●脳梗塞

脳梗塞は脳血管内に血栓が付着し，血管が狭窄する（狭くなる）あるいは閉塞する（詰まる）ことによって起きる場合（脳血栓症）と不整脈によってできた心臓内の塞栓子や，頚部頚動脈の動脈硬化性病変からの血栓が脳血管を閉塞することによって起こる場合（脳塞栓症）があります．一過性脳虚血発作は脳血栓症の約半数に認められる前駆症状で，症状は24時間以内に消失します．これらはどの血管に起こるかによって症状（片麻痺，感覚障害，失語，視野障害など）が異なります．危険因子として高血圧，加齢，糖尿病，喫煙，脂質異常症，心房細動（脳塞栓症の場合）などがあります．診断はCT，MRIで行いますが，必要に応じて脳血管造影や脳血流測定を行います．一度閉塞した血管が再開通することもありますが，この場合40～70％で出血性梗塞となります．治療は外科的治療と内科的治療があります．外科的治療としては頚動脈内膜剝離術や頭蓋外・内動脈吻合術（バイパス術），血管内手術があります．内科的治療は抗血小板療法，抗凝固療法，基礎疾患のコントロールなどがあります．

▶▶ 脳外傷

脳外傷の原因として多いのが交通事故や転落です．脳卒中に比べ，若年層に多いのも特徴です．

●脳挫傷

外傷による脳組織の挫滅，小出血，浮腫のことです．好発部位は前頭葉，側頭葉ですが，多発することもあります．損傷が高度になると血腫を形成します．脳ヘルニア

を呈したら手術を行います．

● 急性硬膜下血腫

脳は内側から軟膜，くも膜，硬膜の3層で保護されています．硬膜の外側は頭蓋骨です．硬膜とくも膜の間に出血を認めるのが硬膜下血腫です．脳表の脳挫傷からの出血や架橋静脈という血管からの出血によります．症状として，意識障害，けいれん，片麻痺，頭痛がみられます．脳ヘルニアを認めた場合は手術を行います．

● 急性硬膜外血腫

硬膜と頭蓋骨の間に出血を認めるのが硬膜外血腫です．頭蓋骨骨折を伴います．脳ヘルニアを呈した場合は手術を行いますが，血腫が少量の場合は保存的に加療します．60％は予後良好です．

● 外傷性くも膜下出血

軟膜とくも膜の間の出血です．くも膜下出血が限局していたり，合併損傷が少ない場合は予後良好ですが，くも膜下出血の出現箇所が多かったり，多量の出血や合併損傷がある場合は予後不良です．

● びまん性軸索損傷

頭部の回転加速度によって生じる剪断力（せんだんりょく）による軸索（神経線維）の断裂です．頭部への直接の打撃がなくても起こります．血腫は形成しません．交通事故での受傷に多くみられます．好発部位は脳梁，深部白質，中脳です．診断にはMRIが有用です．

● 脳振盪

数分～数時間の初期意識障害がある場合と，意識障害がない場合があります．一過性に可逆的な神経脱落症状を呈し，解剖学的な障害は伴わないとされます．しかし，その後数カ月間にわたって不定愁訴，物忘れ，易怒性，めまい（ふらつき感）を認めることがあり，脳振盪後症候群とよばれます．診断にはMRIや脳血流測定が有用なことがあります．

▶ 低酸素脳症

心筋梗塞，心停止，重篤な不整脈，窒息，一酸化炭素中毒などによって，脳に十分な酸素が送られなくなったことにより生じます．診断にはMRIが有用です．意識障害，錐体外路症状，失調，けいれんなどを認めます．全身状態の管理（血圧，脳圧など）が治療の中心となります．

▶▶ **脳炎**

脳炎とは脳の炎症性疾患の総称です．細菌性，ウイルス性があります．発熱，意識障害，けいれん，髄膜刺激症状などがみられ，診断には髄液検査やMRIを行います．ウイルス性では単純ヘルペスウイルス1型が原因のヘルペス脳炎が代表的で，側頭葉，前頭葉眼窩回に好発します．抗ウイルス薬（アシクロビル）を投与しますが，社会復帰率は約半数にとどまっています．

高次脳機能障害の症状

▶▶ **注意障害**

注意障害とは，集中力にかかわる症状で，次の4つに分けられます．

● **注意の持続性の障害**

まとまった時間，何かに集中し続けることが障害されます．すぐに気が散ったり，飽きっぽくなります．

● **注意の選択性の障害**

本屋で欲しい本を見つけたり，人ごみの中で待ち合わせの相手を見つけたりといったように，たくさんの情報の中から自分が必要とするものをスムーズに選ぶことができなくなります．

● **注意の転換性の障害**

頭の中を切り替えて，次々に作業をこなしたり，物事に対処することが困難になります．話題が変わると，その内容になかなかついていけなくなることもあります．同じことを何度も繰り返してしまったり，何か一つのことに取りかかると，呼びかけに気づきにくくなります．

● **同時処理の障害**

私たちは日常生活の中で，当たり前のように同時にいくつかの作業を並行して行っています．たとえば電話を聞きながらメモをとったり，鍋を火にかけながら別のものを調理したり，車を運転しながら隣の人と話をしたり．同時処理能力が障害されると，作業のいずれかが不十分になったり，すべての作業が中途半端になったりします．

▶▶ **記憶障害**

新しい情報を覚え，頭の中にとどめ，必要なときに引き出すことを記憶といいます．記憶にはいくつかの種類があります．

記憶の保持時間からは①即時記憶（数十秒前のこと），②近時記憶（数分〜数日前

のこと），③ 遠隔記憶（数週間前のこと）に分かれます．

　記憶の内容からは ① 陳述記憶，② 非陳述記憶に分類され，前者にはエピソード記憶（思い出や自分自身が経験したこと），意味記憶（知識としての記憶，たとえば「冬は寒い」など）があり，後者には手続き記憶（体で覚えたこと，たとえば自転車の乗り方など）があります．

　そのほかに重要なものとして，ワーキングメモリ（作業記憶）や展望記憶があります．ワーキングメモリは，何かをするときや考えるときに，一時的に記憶するものです．たとえば暗算をするときは一つひとつの計算の答えを一時的に記憶しながら次の計算をします．会話をするときは，その内容がどんなものであるかを記憶し，考えながら話をします．ワーキングメモリが障害されると，作業の途中で何をしていたのかわからなくなったり，会話の途中で何を話していたのかがわからなくなります．展望記憶は先の予定の記憶です．展望記憶が障害されると，誰かと約束していても，それが守れなくなります．

　記憶を障害の面から ① 前向性健忘，② 逆向性健忘に分類することもできます．これらは原因疾患の発症を起点とした時間軸で分けます．発症後の記憶が障害されるのが前向性健忘，発症前の記憶が障害されるのが逆向性健忘です．

遂行機能障害

　普段はほとんど意識していないと思いますが，人が何か行動を起こすときには，まず計画を立て，準備をし，それを確認しながら実行しています．たとえば，「美味しい和食が食べたい」と思ったとします．すると次はいつ，どこのお店へ，誰と，どんな交通手段で，予算はなどと，実行のための考えが進んでいきます．しかし，これがうまくいかなくなることを遂行機能障害といいます．

　この障害の場合，優先順位をつけられず，何から手を付けたらいいのかわからなくなったり，手順がうまく運ばなくなるため行き当たりばったりになります．はたから見ると要領が悪くみえます．また，柔軟な対応が難しくなるため，普段と違うことが起こると（たとえばいつも乗るバスに遅れてしまったなど），どうしたらいいのかわからなくなります．

社会的行動障害

　この障害も社会復帰をするうえでとても問題になります．

●意欲・発動性の低下

　何もする気が起きない，あるいは何もできない状態です．一日中ぼーっとしていることもあります．周りに対して無関心にもなります．

● 依存性

　常に誰かに頼ったり，年齢のわりに子どもっぽくなります．ベースには不安が隠れていることもあります．

● 情動コントロールの低下

　すぐ怒ったり，場にそぐわないところで笑ったりします．食べたいものは好きなだけ食べ，お金はあるだけ使います．

● 固執

　何かをする方法であったり，着る服であったり，行動など，一つのことにこだわってそれをなかなかやめられません．依存性と同様に，不安が隠れていることがあります．程度がはなはだしければ，医療機関への相談が必要なこともあります．

● 対人技能拙劣

　いわゆる「KY（空気が読めない）な人」になってしまいます．不用意な発言，態度によって，良好な人間関係が築けなくなります．

▶▶ 情報処理能力の低下

　目で見たり，耳で聞いたりした情報が頭の中でうまく整理できなくなります．目は見える，耳も聞こえるのに，紙に何が書かれているのか，相手が何を言っているのかわからなくなります．

▶▶ 易疲労性

　覚醒が一定ではなかったり，常に眠い，とても疲れやすいという状態です．自覚がなくても，周りからは作業速度が落ちたりエラーが増えたりすることでわかります．

▶▶ 失見当識

　場所，日時，自分の状況がわからなくなります．

▶▶ 病識の欠如

　自分自身の症状，障害に気づいていない状態です．そのため，リハビリの必要性を理解できないことがあります．ほかの人の症状を見て，自分の症状に気づき始めることもあります．

　以上，症状について述べましたが，高次脳機能障害の場合，症状が単純ではなく混在していることが多くみられます．しかし，たいてい中核となる症状を絞ることができます．

また，受傷前，病前の性格や行動も問診上重要です．今ある症状が受傷を機に現れたものなのか，受傷前にもあったものが増幅しているのか．個々の症状や背景を評価，分析し，ケースバイケースの対応につなげていけるとよいと思います．

参考文献
・橋本圭司：生活を支える高次脳機能リハビリテーション．三輪書店，pp29-63，2008.
・廣實真弓，平林直次（編著）：Q&Aでひも解く高次脳機能障害．医歯薬出版，pp22-79，2013.
・名古屋市総合リハビリテーションセンター（編）：50シーンイラストでわかる高次脳機能障害「解体新書」．メディカ出版，pp124-181，2011.
・武田克彦，長岡正範（編著）：高次脳機能障害―その評価とリハビリテーション．中外医学社，pp68-137，2012.

3 高次脳機能障害の看護—看る

獨協医科大学越谷病院看護部(元 獨協医科大学越谷病院救命救急センター)
鞆総 淳子

◆ はじめに

　看護の現場では，日常生活状況を観察し，衣食住を整えていくことが目標になります．日常生活行動の場面において，患者の状況に応じた考え方や気持ちの変化を受け止めることが大切です．何ができて，何ができないのか？　昨日までできていたことではなく，今できることを見つけていきます．

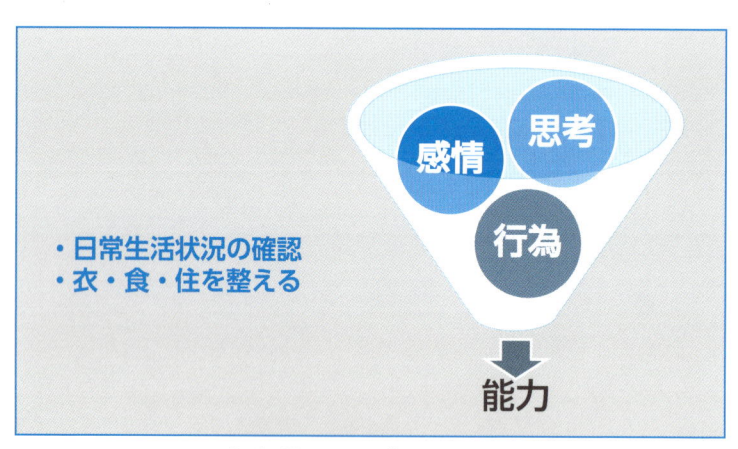

〈看護のめざすもの〉

◆ 看る

　看護の「看」という漢字は，5本の指のある手と目で見るという由来から，悪い事態にならないように気を配って世話をするという意味があります．

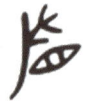

▶▶ 何を看るのでしょうか？

　人間の基本的欲求には，生理的欲求（physiological needs），安全の欲求（safety

needs），所属と愛の欲求（社会的欲求，social needs/love and belonging），承認（尊重）の欲求（esteem），自己実現の欲求（self-actualization）があり，アメリカの心理学者アブラハム・ハロルド・マズロー（Abraham Harold Maslow）は，それらを5段階のピラミッド型の欲求の階層によって示しました．これらの基本的欲求を，看護アプローチでは基本的ニーズといいます．看護ではこうした基本的ニーズが充足されているかを看ます．

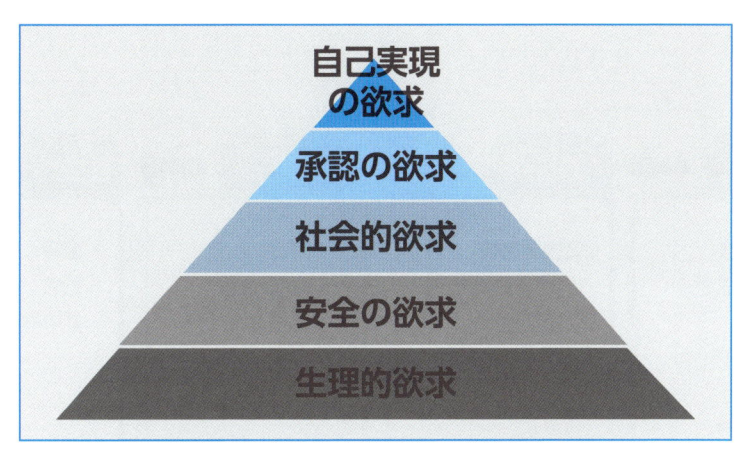

〈マズローの人間の基本的欲求〉

▶▶ 看護の役割

看護師の役割は，人間の基本的欲求（基本的ニーズ）を充足したうえで，患者の身体的ケアが中心となりますが，こころのケアや退院後の社会復帰に向けた社会的支援も看護の役割に含まれます．さらに，患者を取り巻く家族のケアも忘れてはなりません．患者・家族のバランスが取れるよう，両者の身体的側面，精神的側面，社会的側面のトータルケアが重要です．

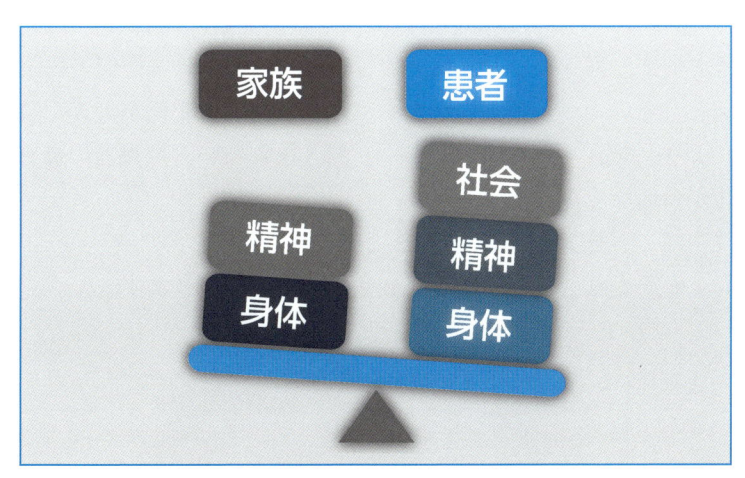

〈患者・家族のバランスを取る〉

🔹 高次脳機能障害の要因と経過

　高次脳機能障害は事故による頭部外傷，脳出血，脳梗塞など，脳にダメージを受けることで発症します．多くの方が救急車で救急病院へ搬送され，集中的治療を受けることになります．外科的な治療あるいは内科的保存治療を受け，身体的リハビリテーションを受けた後，自宅あるいは施設へと退院されます．その後，社会復帰のために就労を行うことになります．現職に復職される人，転職される人，就労施設で技術を取得される人など，身体状況に応じた支援が必要となります．

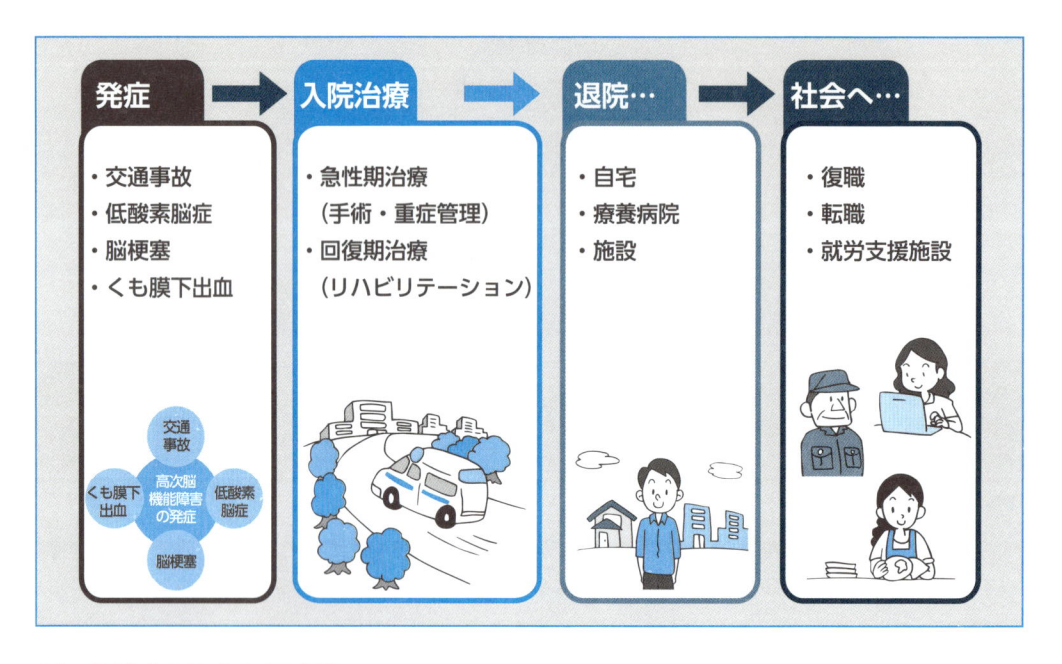

発症
・交通事故
・低酸素脳症
・脳梗塞
・くも膜下出血

入院治療
・急性期治療
　（手術・重症管理）
・回復期治療
　（リハビリテーション）

退院…
・自宅
・療養病院
・施設

社会へ…
・復職
・転職
・就労支援施設

▶▶ 入院中にみられる症状

　入院中にみられる高次脳機能障害の症状には，依存性・退行，欲求コントロール低下（脱抑制），感情コントロール低下（易怒性，感情失禁），固執性，対人技能拙劣，意欲・発動性の低下，抑うつなど，社会的行動障害や情動障害が顕著にみられます．

　症状の原因としていくつか考えられますが，まず環境の変化が大きく関与します．突然の入院により，病室，照明（人工照明），聞きなれない医療機器の騒音など，物理的環境の変化が余儀なくされます．

　さらに入院中は，治療，身体症状，家族との分離，見知らぬスタッフとの接触など，多くのストレスがかかり，こうしたことも症状の誘因となります．

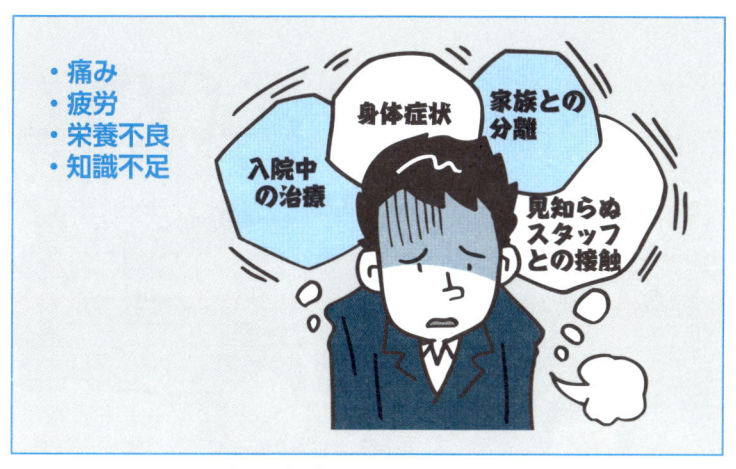

〈入院中のストレス〉

　また，患者・家族の役割機能にも変化をきたします．親，子ども，夫，妻，父親，母親……と，家族機能の役割と相互依存体制を再構築しなければならない状況も発生します．患者を支援するサポートシステムが効果的に稼働するよう，患者・家族・社会環境の調整を図らなければなりません．

　さらに，患者自身のコミュニケーション能力が支障をきたすことも多くみられます．病前の話し方の特徴を家族などから聴取して捉えておくことも大切です．言葉の流暢性，自然さ，イントネーション，声調，語彙など，日常会話の変化をアセスメントしていきます．

◆ インフォームドコンセントと意思決定支援

　インフォームドコンセントとは，患者の尊厳を守るために真実の告げ方を考慮したうえで，患者・家族の権利を配慮することです．意思決定には勇気が必要であり，患者・家族が下した決断が最善の決断であることを認め，決定後の精神面を支え，インフォームドコンセント後も医療者とのコミュニケーションが円滑にいくようにサポートし，必要に応じて調整していく必要があります[1]．患者の選択が明らかに最善でないと感じ，疑問をもつ場合には，選択した理由を率直にたずねることも，時に重要になります．患者・家族が，なぜそのような選択をしたのかという点について看護職が理解することで，その後の支援につなげることが可能となります[1]．その際，不足する情報があれば，それらを補うために必要な情報を得なければなりません[1]．

　患者，家族の間には現状問題の認識に大きな隔たりがあるため，意志決定の支援では個々の状況に応じた対応が大切です．

　日本看護協会では，インフォームドコンセントにおける看護者の役割として，**表1**（次頁）のポイントを挙げています．

15

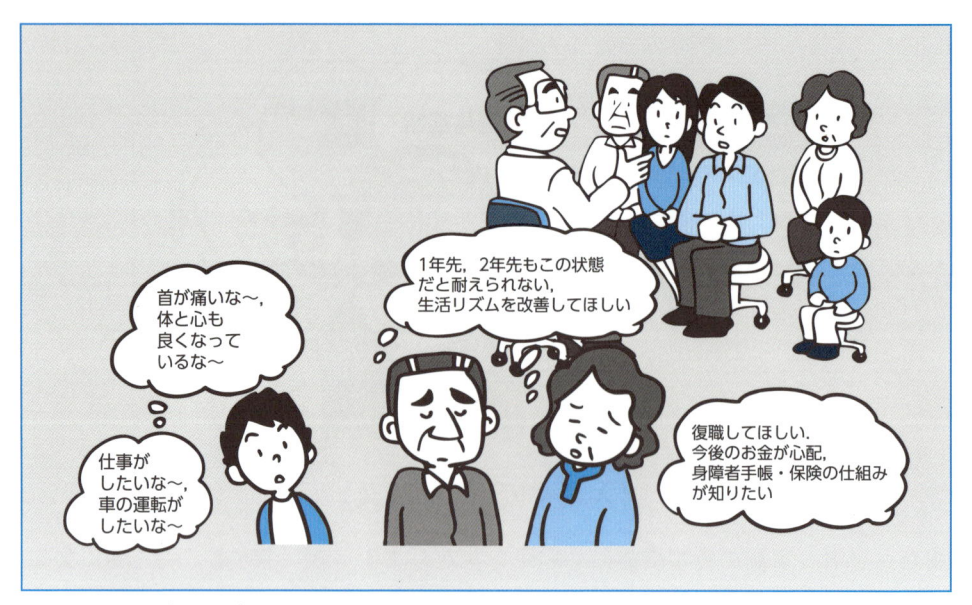

〈病状（現状）の理解の支援とインフォームドコンセント〉

表1　告知・インフォームドコンセント（日本看護協会 HP より抜粋，改変引用）

・患者自身が聞きたいと思っている情報を十分に聞くことができ，患者自身の権利を護れるように配慮する役割として，看護者が同席することを事前に伝える．
・患者が医師からの話を一緒に聞いてもらいたい者がいるかを事前に確認し，いる場合は，その者が同席できるように時間を調整する．
・メモやレコーダの準備をしてもよいこと，分からないことがあった場合には，何度でも聞けることを説明する．
・同意書に一度サインしても，気持ちが変わり，迷いが出てきたら，申し出てよいことなどについて，心理的な準備のために説明する．
・質問がある場合は，質問事項を事前に準備し，話し合いの場で質問することが可能であることについて説明する．

さらに意思決定支援における全体的な留意点として，
・患者・家族の関心事（気がかり）を重視し，医療との関係を話す．
・選択する医療行為の利害と患者・家族の生活，人生への影響を考え，理解できるよう促す．
・より良い医療環境を築くために，互いを表現し合うことを重視する．

対応の方向性として，
・適切な情報提供を保証する．
・患者が希望する情報を選択できるようにする．
・状況により看護職としての見解を示す．
・患者が自己の価値を確認できるように援助し，患者の価値による決断を支援する．
・患者が自発的に健康，病気，死のもつ意味を考えることを助け，自分に合った治療やケアの選択ができるよう患者の決断を支援する．さらに，具体的な対応の一例などを参考に，熟考しながら対応する．

◆ 行動のアセスメントと適応システムの構築

　入院に伴う生活環境の変化により，日常生活上さまざまな行動変容反応が見られることがあります．廊下を歩く足音，点滴台の車輪の音など身の回りの音に敏感になり，落ちつきがなくなり，物事に集中できなくなることもあります．自分の思いをうまく他人に伝えられない，特定の人物と会話を進めていくことができないなど，意思疎通を図る場面において問題が生じることも多く見受けられます．

　トラブルの生じる場面をよく観察し，行動のきっかけとなる刺激は何か？　どのようなプロセスを経て行動（反応）するのか？　問題場面における刺激となった原因と反応の関係をアセスメントしていきます．物音に過敏な人であれば，扉を閉めて音を遮断するなど，静かな環境を確保し，集中できる場所を提供していきます．

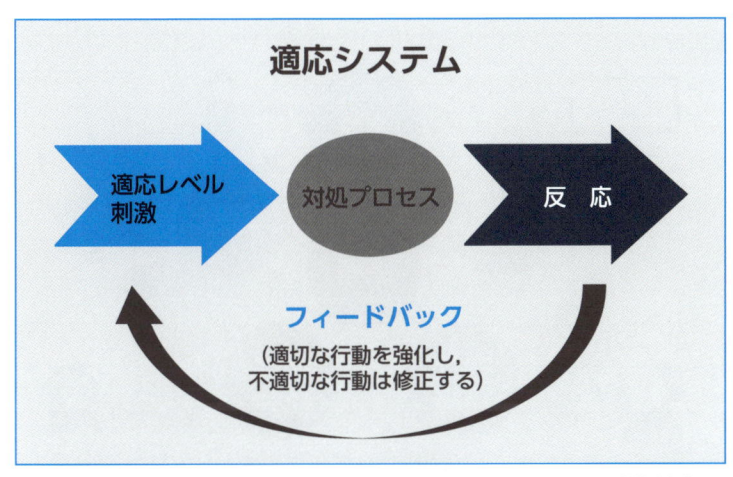

適応システム

適応レベル刺激 → 対処プロセス → 反　応

フィードバック
（適切な行動を強化し，不適切な行動は修正する）

〈行動のアセスメントと適応システムの構築〉

　適切な行動は強化し，不適切な行動は修正するというフィードバックを繰り返し，適応システムを構築していきます．そのためには問題が生じている一部分だけを見るのではなく，身体機能，認知・情動機能，日常生活動作，社会機能，そして個々の価値観をアセスメントし，生活全般を見渡し，安全に安心して日常生活が営めるように，対処プロセスを再構築していかなければなりません．

　医療機関では，呼吸，循環，意識という身体機能を維持改善するための治療とケアを行っていきますが意識状態が改善されると，認知・情動側面の問題が表面化してきます．身体疲労による意欲・発動性の低下，感情のコントロールが困難となり，場に応じた行動がとれなくなる，また，病識の欠如や記憶障害，物事の計画性が立てられない遂行機能障害が見られることもあります．こうした面へのアプローチを行い，適応システムを構築し，生活を再構築するためには，医療者の技術だけでは成り立ちません．患者の価値観を重視し，その人らしい生活を送るため，日常生活を共にする家族，地域社会，会社，学校など，多組織の協力が不可欠です．

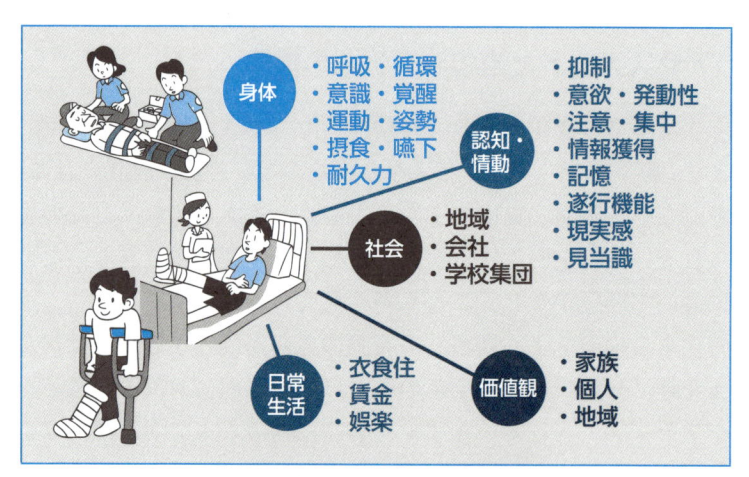

〈対処プロセスの再構築〉

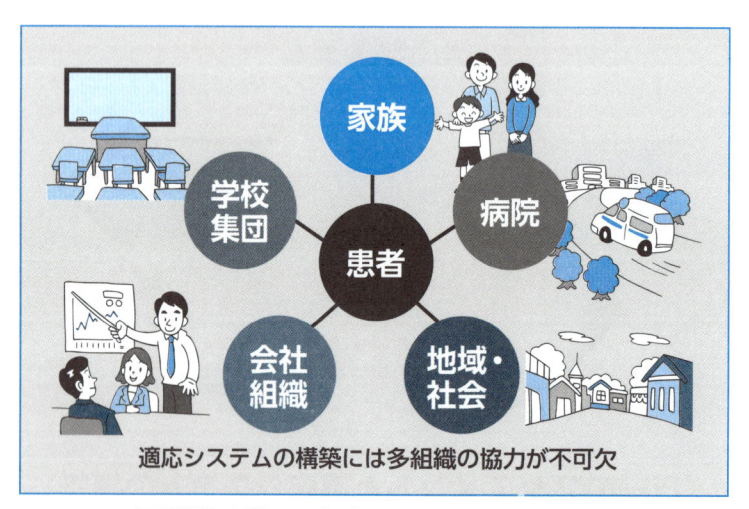

〈看護活動＝適応システムの構築〉

◆ 神経心理循環：日常生活における症状とアプローチ

▶▶ 神経心理循環と看護におけるアプローチ

　神経心理循環の効果的アプローチを図るためには，脳機能の根幹となる，呼吸・循環，意識・覚醒，運動・姿勢，摂食・嚥下，耐久力の5項目を安定させる必要があります．したがって安定した呼吸と血圧の維持，意思疎通が図れること，栄養がとれること，そして離床できることを目指して，看護ケアを展開していきます．

　看護ケアの実際では酸素投与が必要な人，血圧を維持するために投薬の必要な人，食事以外の方法で栄養を取り入れる人，車いすや歩行器が必要な人と，必要となる具体的なサポートは様々であり，また同時に複数のサポートが必要となる人もいます．

　日常の生活の中から，一つひとつの場面に応じた対処を行い，症状相互のサポートを強化していきます．5つの項目のすべてが十分に改善してからケアを始めるのでは

なく，受傷直後から症状に応じたアプローチ方法を考えていくことが大切です．

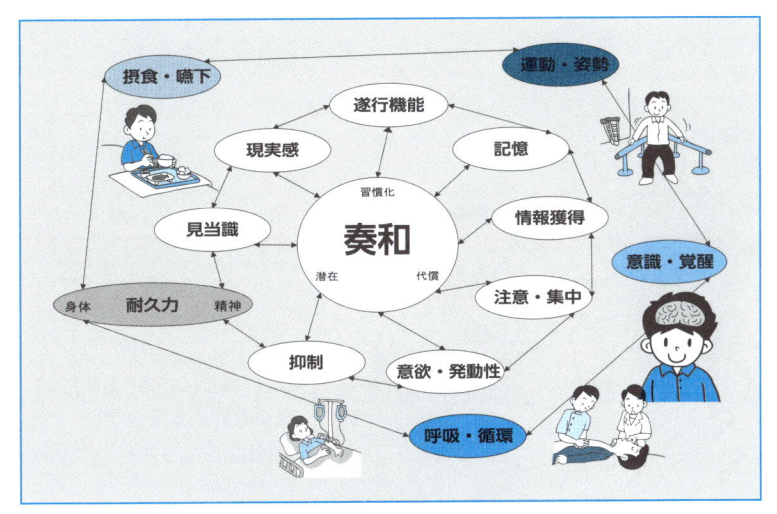

〈神経心理循環「奏和」〉

▶▶ **意識・覚醒**

症状：日常の看護場面では，目が覚めない，ボーッとしている，目は開いているが視点が合わないなど，意識状態に変動が見られます．

アプローチのポイント：反応が見られなくても話しかけることが大切です．ケア場面において穏やかな口調で会話をすることを心がけます．

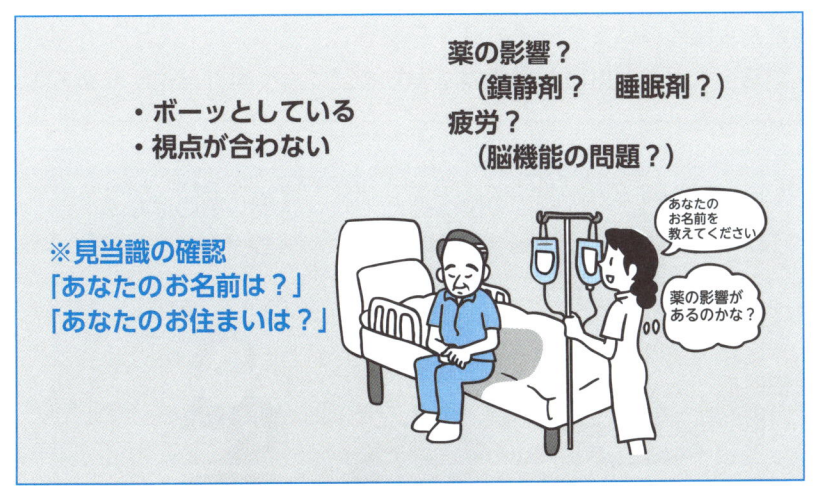

〈意識・覚醒へのアプローチ〉

▶▶ **運動・姿勢**

症状：日常の看護場面では，臥床傾向，視線が合わない，表情が乏しい，麻痺，運動失調，自己体位変換不可，筋力体力低下などの症状が見られます．

19

アプローチのポイント：転倒・転落予防に配慮すること，麻痺がある場合には単独行動をとらないよう必ず見守ることです．リハビリテーションでは短時間作業から開始し，座る位置と姿勢を整え，疲れが見えたらすぐに休ませるようにしましょう．

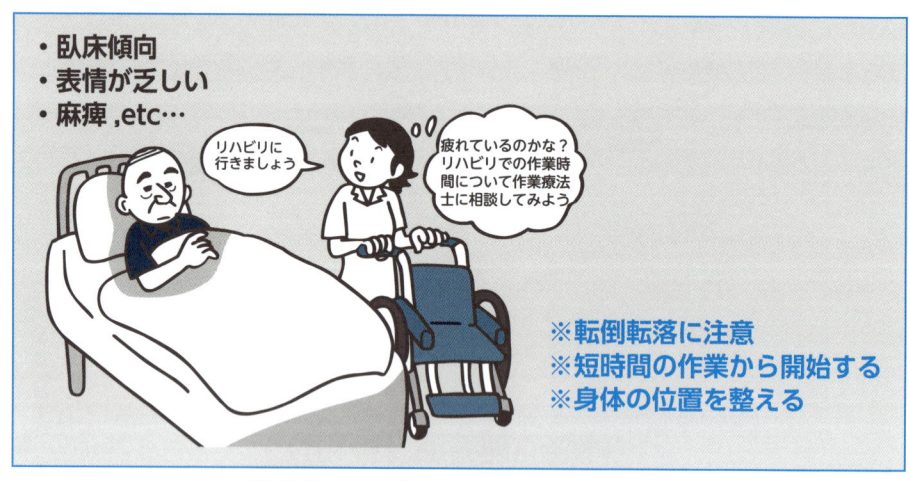

〈運動・姿勢へのアプローチ〉

▶▶ 摂食・嚥下

症状：日常の看護場面では，食事を食べない，むせ込む，同じものばかり食べるなど，摂食嚥下機能低下，誤飲誤嚥の症状が見られます．

アプローチのポイント：嚥下機能のチェックを行い，栄養価を考慮し，一日のトータルバランスがとれるよう考えていきます．食事時の姿勢を整えることも大切です．食事摂取準備から後片づけまで一連の流れを観察し，適時介助します．食事形態の工夫や，粉・錠剤・水薬など内服薬形状の工夫も必要です．嗜好品をすすめることも効果的です．

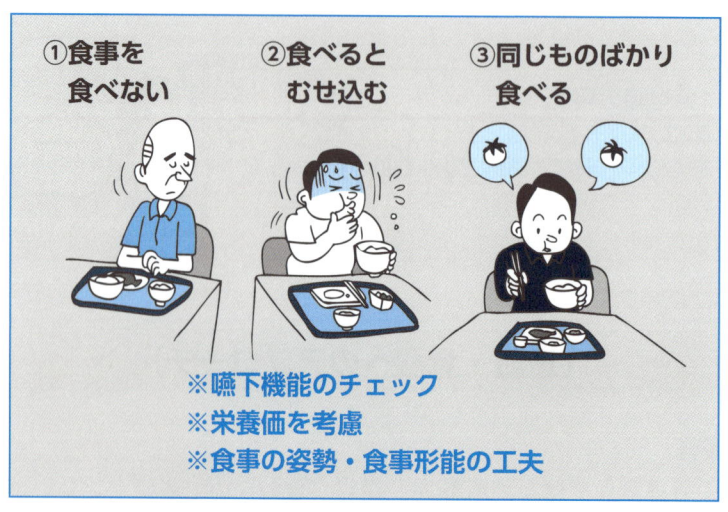

〈摂食・嚥下へのアプローチ〉

▶▶ **耐久力・活動（易疲労性，過活動）**

症状：日常の看護場面では，すぐにベッドへ戻ってしまう，作業中食事中を問わずその場で寝てしまう，反応が鈍いなどの易疲労症状が見られます．逆に，うろうろ動き回るような過活動症状が見られることもあります．

アプローチのポイント：休憩を多く取る，疲れたら休むようにします．患者が疲労を自覚することが難しいこともあるため，長時間作業をしているようなら休憩を促すことが必要になります．疲れたら全身ストレッチをすること，疲労への気づきの訓練も有効です．

　昼夜問わず歩き回る，入眠できないなどの過活動症状が顕著に見られる場合には，身体の危険が認められない状況であれば，家族の協力も得ながら自由に行動させます．家族がそばにいるだけで，症状が落ち着く人もいます．また，他患者の行動を見て，自分の過活動行動を自覚される人もいます．状況を自覚し，気づくことも大切な訓練になります．

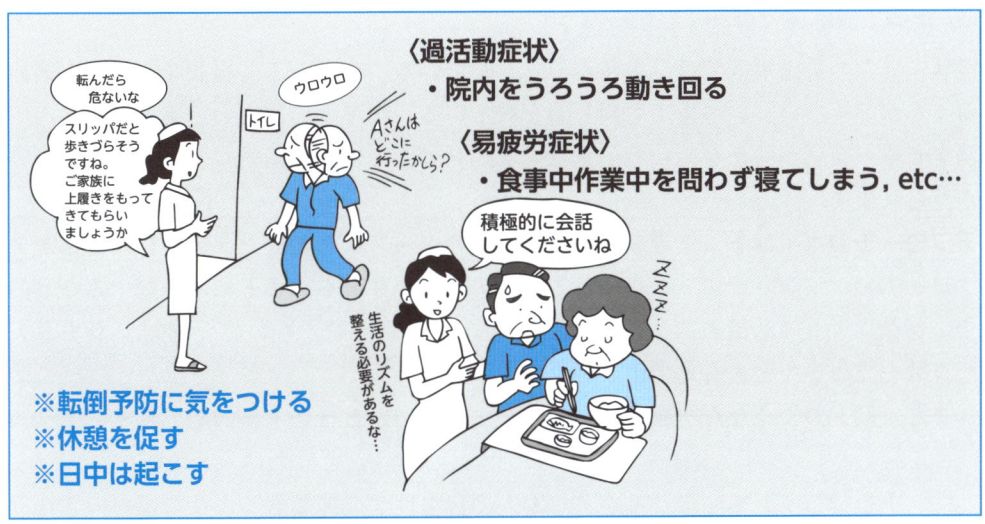

〈耐久力・活動へのアプローチ〉

▶▶ **抑制（脱抑制）**

症状：日常の看護場面では，言葉遣いが荒い，急に怒りだし物を投げつける，場所をわきまえず泣き叫ぶ，診察の順番が待てない，トイレの順番が待てない，我慢ができない，その場にじっとしていられない，イライラしているなどの脱抑制症状が見られます．

アプローチのポイント：身体に危険が及ぶことがないかぎりは拘束せず自由にさせ，傍らで見守ること，危険回避が不可能な場合には薬剤による鎮静や，身体拘束を行うことも必要な場合があります．ポジティブ・フィードバック，1秒待ち訓練，行動変容訓練も有効です．

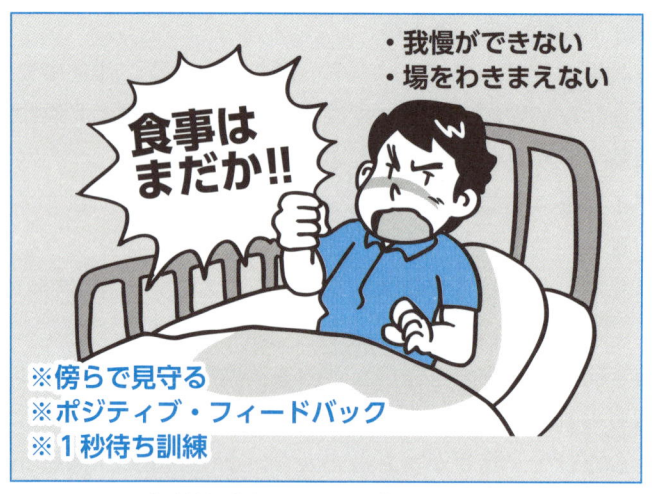

〈脱抑制へのアプローチ〉

▶▶ **意欲・発動性（意欲・発動性低下）**

症状：日常の看護場面では，常時ボーッとしている，歯みがき，更衣などを自ら始めることができない，いつまでも同じ服を着ている，部屋から出ない，排泄も病室内で済ませる，会話が続かないなど，意欲低下，発動性の低下，情動コントロールの障害が見られます．

アプローチのポイント：無理強いせず，本人のペースに合わせたケアを行うことがアプローチのポイントです．またすることをチェックリストにまとめて確認するなどのチェックリストの活用訓練，会話のオウム返し（会話が続かない時），趣味活動を導入し意欲を高めるなども有効です．

　また，以下のような点を確認し，看護ケアが適切かどうかも検討してみましょう．

- ☐ 手を貸しすぎていませんか？（本人の自主性が発揮できるようなはたらきかけをしていますか？）
- ☐ できることは何ですか？（できることを代わりにやってあげていませんか？）
- ☐ 何ができて，何ができないですか？（できないことをさせようとしていませんか？）
- ☐ 苦手なことではありませんか？（得意なことを活かしたかかわりができていますか？）

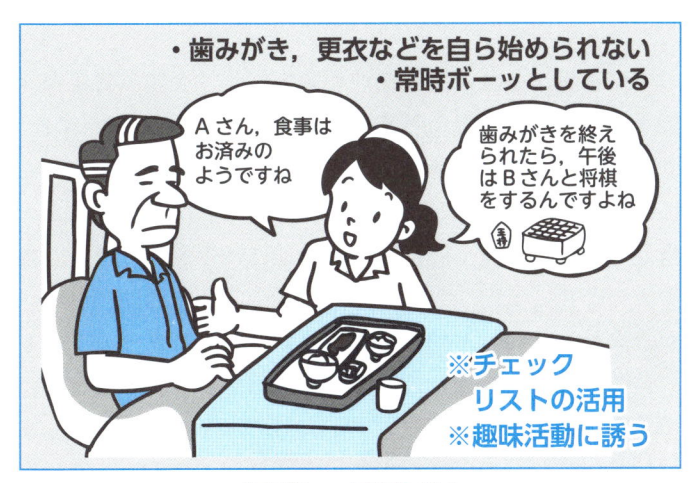

〈意欲・発動性〉

▶▶ 注意・集中（注意・集中力の低下）

症状：日常の看護場面では，問いかけても返事をしない，遠くを見つめて視点を合わさない，物音や人の動きで認知訓練などの作業が中断される，集中力がとぎれる，食事中でも動作が中断される，テレビドラマを見続けることができない，人の話を聞き続けることができない，新聞を読んでも最後まで読めず，記事内容が理解できないなど，注意障害，集中困難が見られます．

アプローチのポイント：環境刺激を最小限にし，落ち着いた環境下で作業を行い，同じ時間・同じ場所で作業環境を一定に保つことが大切になります．身体機能を調整し，認知訓練を行うことも有効です．

　座る姿勢を整え，衣服や履物もその場に応じたものを調整します．運動リハビリテーションを行うのであれば，寝衣よりスポーツウエアと上履きに着替えます．目的に応じた身の回りの準備を行うことも訓練の一つです．

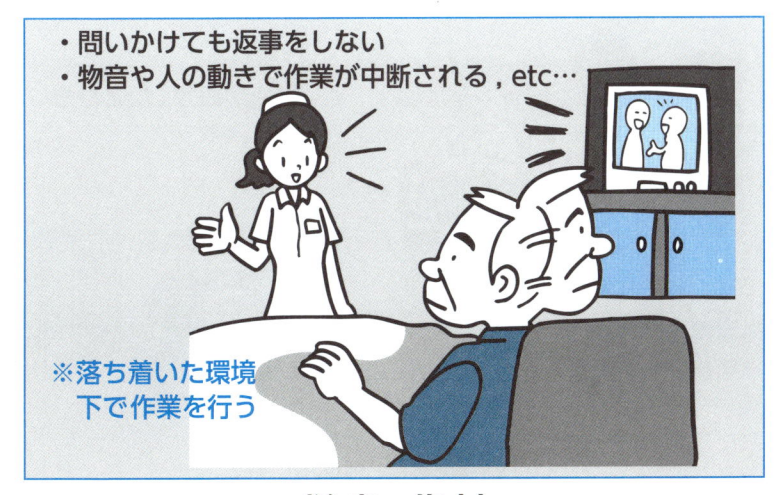

〈注意・集中〉

▶▶ **情報獲得**

　脳損傷によって引き起こされる認知機能の障害には，失認（対象を認知できない），失行（理解はできても，運動行為を行うことができない），無視（半側空間無視），失語（脳損傷によって生じる言語機能の喪失または障害），失読（書かれたものを解読できない），失書（正しく適切な語が書けない）などがあります．

症状：日常の看護場面では，食事時に無視側の皿には手をつけない，他者に指摘されるまで障害物や人の存在に気がつかない，無視側の身体を頻回にぶつける，車椅子のストッパーをかけ忘れる，ベッド柵に気づかず転倒してしまう，トイレや病室の扉の存在に気づかず目的の場所にたどり着けない，「あれ」「それ」などの指示語が多くみられ，名詞・単語が使えない，検査に行くと言ってトイレに行ってしまう，言葉が使えない，「あー」「うー」などの擬音しか発することができない，会話が続かない，文字が読めないが絵は理解できる，シャツやズボンの前後を間違えて着用する，よく知っている道に迷う，自宅の近くの写真・地図を見てもわからない，家族の顔がわからないなど，受傷後新たに知識を習得することが困難であり，社会的交流が低下してしまいます．

アプローチのポイント：ベッドの昇降は無視側にならないよう，ベッドの位置を調整します．病室の入り口がわからなくなることもあるため，入口に目印をつけるのもよいでしょう．こうした無視側へ配慮した環境調整が必要になります．

　ベッドから車いすへの移動時も，無視側に介助者が立ち，ストッパーのかけ忘れがないか注意を促します．移動動作時は転倒の危険性が高まるので，見守りが大切です．

　失語，失行症状に応じて，文字・絵・ジェスチャーなどを使うなど，言葉を使わないコミュニケーション法を工夫する必要があります．新しいことは繰り返し時間をかけて習得することが大切です．

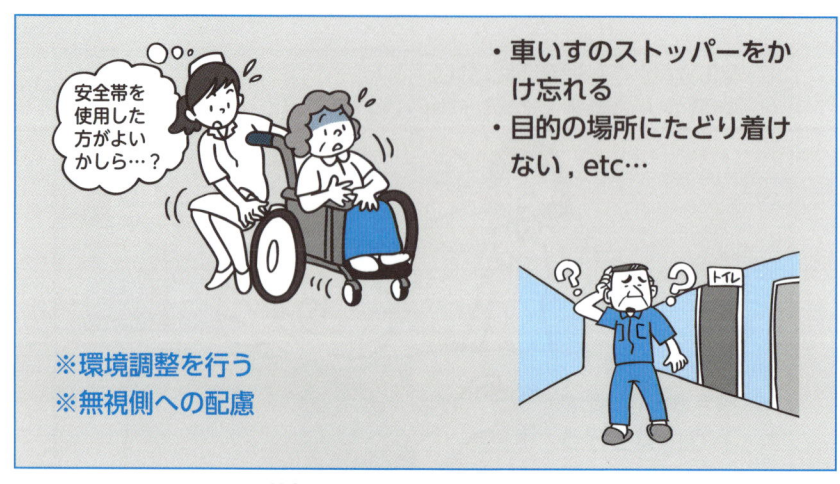

〈情報獲得能力の低下〉

▶▶ 記憶（記憶障害）

症状：日常の看護場面では，自分の居場所がわからない，入院していることをすぐに忘れてしまう，病室やベッドを間違えても気がつかない（他人のベッドで寝てしまう），ナースコールの使用方法が理解できない，点滴中でも点滴架台を忘れて歩行してしまう，時間指定の検査や処置，服薬などを忘れてしまうなどの記憶障害が生じることがあります．

アプローチのポイント：担当者を固定しいつも同じ顔ぶれでケアを行う，家族との面会時間を長く持つ（家族との面会時間は，病院に入院している現状理解を促進し，見当識の改善に効果があります），メモを取る，日記をつける，カレンダーに予定を書き入れる，ジェスチャーを交えて話す（言語的記憶だけでなく視覚的記憶も利用する）ことが大切になります．すなわち記録・復唱・確認作業が有効です．

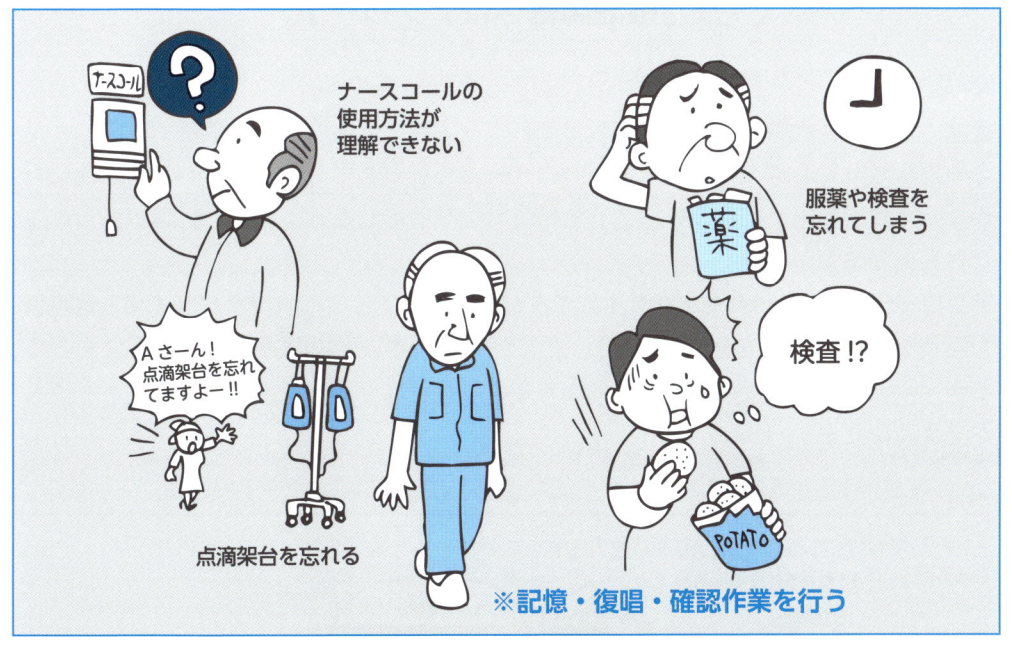

〈記憶障害へのアプローチ〉

▶▶ 遂行機能（遂行機能障害）

症状：日常の看護場面では，同じ話を何度も繰り返す，枕や毛布の位置，時計や本の場所や向きに細かくこだわる，急に検査予定が入るとあわててしまうなど，自ら目標を設定することが困難であり，優先順位がつけられないなどの症状が見られます．

アプローチのポイント：可能なかぎり本人の行動を見守り，各行為が終了するまで忍耐強く待つことが大切です．ヒントを提示し行動を見守る，具体的な指示をする，「散歩か歩行訓練か？」「清拭かシャワー浴か？」といった日常の行動を賛否両論リストを用いて自己決定する練習をする，時間にゆとりをもつことなどが有効です．

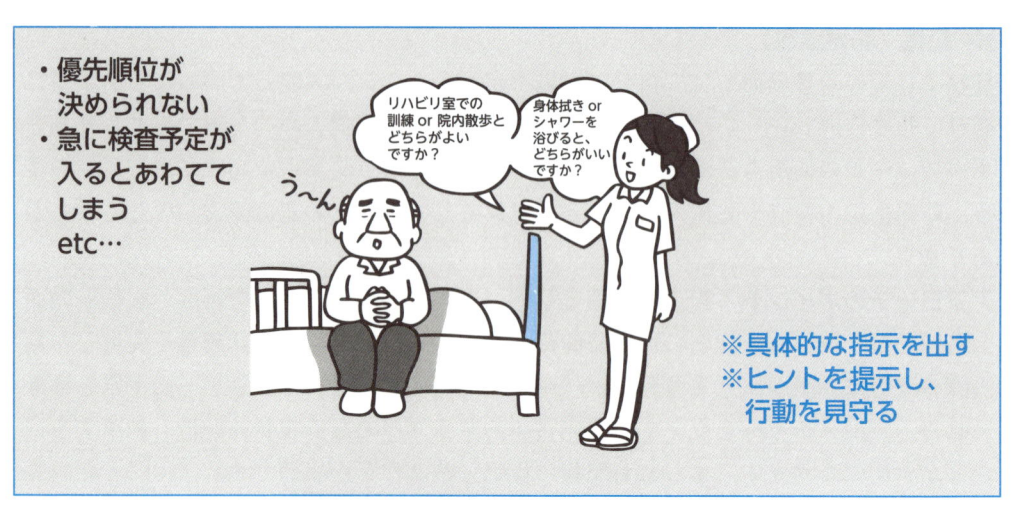

〈遂行機能障害へのアプローチ〉

▶▶ 現実感

症状：日常の看護場面では，病識の欠如により入院中であることを理解できない，足を骨折していても歩こうとする，傷口のガーゼを剝がしてしまう，リハビリ訓練に行かない，食事制限が守れない，病室でタバコを吸ってしまう，などの行動が見られることもあります．

アプローチのポイント：「人のふり見て我がふり直せ」という状況を作ります（他の似たような患者との接点をもつなど）．患者が今できることを認識できるようにすることが，障害の受容を促進することになります．日々繰り返し状況を説明していくことが必要になります．

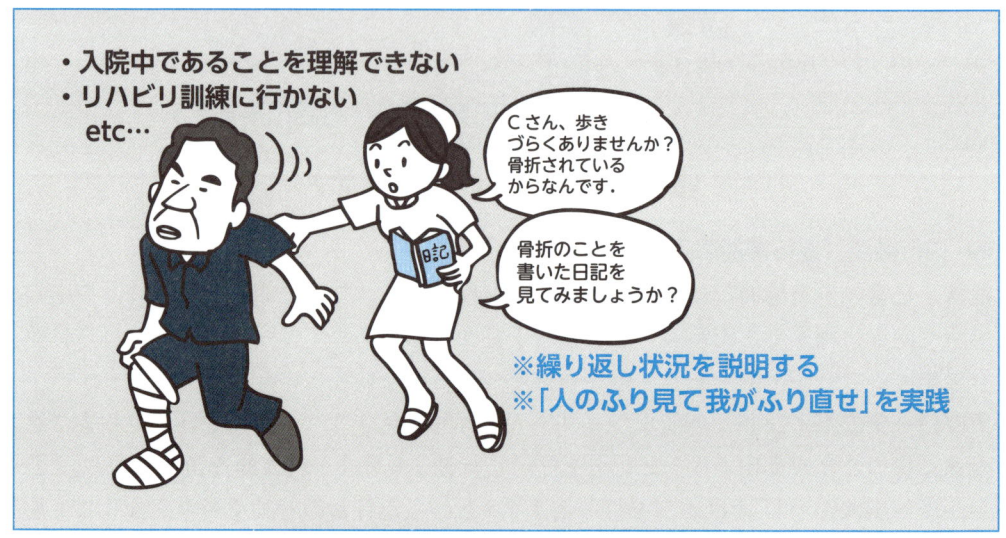

〈現実感の欠如へのアプローチ〉

▶▶ 見当識（見当識障害）

症状：日常の看護場面では，自分の居場所がわからない（病院？　会社？　自宅？），病室をすぐに忘れてしまい迷子になる，ベッド上安静なのに歩いてしまう，などの症状が見られます．

アプローチのポイント：カレンダーやスケジュール帳などを利用して日時・場所の確認を随時行い，状況認識を深められるようにします．間違いを最初から指摘せず，ヒントを提示しながら本人に状況を考える時間を十分に与えることが大切です．本人に対しは常に確認し，確認作業を習慣化することを促進するとともに，周囲の人が見当識障害のある人の現状を理解してあげることが必要です．

食事，睡眠，仕事，余暇を含めた日常生活サイクルを整えていくことが現実感を高め，自立へ向けての第一歩になります．目標を持ち，人生を楽しみながら生活できる支援を目指していきましょう．

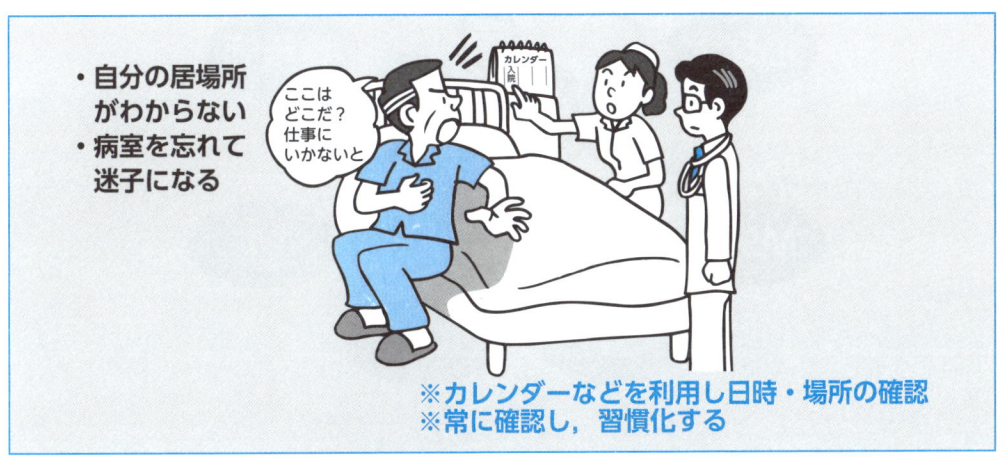

- 自分の居場所がわからない
- 病室を忘れて迷子になる

（ここはどこだ？ 仕事にいかないと）

※カレンダーなどを利用し日時・場所の確認
※常に確認し，習慣化する

〈見当識障害へのアプローチ〉

◆ ストレスを高めない援助

援助者が見失いがちなものに，セルフケアがあります．患者・援助者双方が，WIN-WIN な状況となれるよう，お互いのストレスを高めない援助が大切です．自己の心と体の状態も継続的にチェックしていきましょう．

援助者が心がけること…

1. 自尊感情を理解し，努力を認める
   (ほめる，認める，叱らない)
2. 基本的ニーズの充足を心がける
3. コミュニケーションにより相互理解を図る
4. 経時的変化を伝える
5. 過度なセルフケアを強要しない
6. 失敗体験でなく，成功体験を得られるようにする
7. 援助者自身のストレスや感情を意識化し，タイムリーに対処する

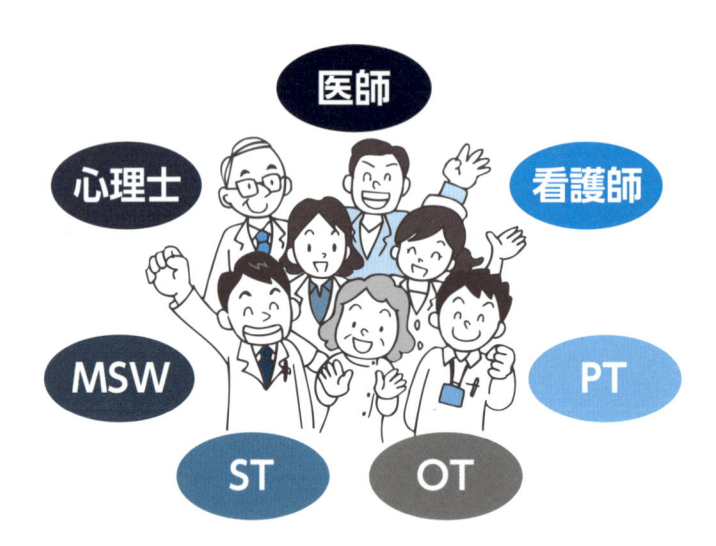

引用文献

1) 日本看護協会 HP：http://www.nurse.or.jp/rinri/basis/kokuchi/（2014 年 7 月 10 日閲覧）

参考文献

・橋本圭司，鞆総淳子（著），中村俊規（監）：高次脳機能リハビリテーション看護．関西看護出版，2009.
・看護倫理　日本看護協会 HP http://www.nurse.or.jp/rinri/basis/kokuchi/（2014 年 5 月 12 日閲覧）．
・小山珠美，所 和彦（監）：脳血管障害による高次脳機能障害ナーシングガイド改訂版．日総研出版，第 3 刷，2006.
・McKay Moore Sohlberg, Catherine A. Mateer（著），尾関 誠，上田幸彦（監訳）：高次脳機能障害のための認知リハビリテーション─統合的な神経心理学的アプローチ．協同医書出版社，2012.
・Sister Callista Roy, Heather A. Andrews（著），松木光子（訳）：ザ・ロイ適応看護モデル．医学書院，2002.

4 高次脳機能障害の評価

滋慶医療科学大学院大学
石松 一真

はじめに

　外傷性脳損傷（脳外傷）によって，たとえば，受傷前に可能であった仕事に従事する能力を失ってしまうなど，受傷以前の生活の質を維持することが困難になることは少なくありません．脳外傷による後遺症のひとつである認知機能の障害は，記憶障害や注意機能障害，遂行機能障害など多様な障害像を呈します．これら認知機能の障害は，高次脳機能障害とよばれ，脳外傷後の社会復帰を阻む要因ともなっています．また，社会復帰に向けたリハビリテーションを行ううえでは，障害を受けた機能を適切に評価することが必要不可欠となります（具体的なリハビリテーションについては「第5章　高次脳機能障害のリハビリテーション」を参照）．

　たとえば，"記憶"に問題がある，という訴えがあった場合，過去の出来事を思い出すことに困難がある場合と，新たなことを憶えることができない場合とでは，その後の認知リハビリテーションを行う際に，大きな違いが生じるであろうことは予測に難くありません．したがって，日常生活で障害となっている行動の背後には，どのような認知機能の障害が関与しているのかを適切に評価・判断することが重要となるのです．表面に現れる障害の背景に隠れている障害を見極め，高次脳機能障害を的確に評価するためには，個々の機能に関する理論やモデルを十分に理解することが必要不可欠となります．

高次脳機能障害とは

　脳血管障害，脳外傷，低酸素脳症などにより，脳に器質的な損傷が生じたことが原因で，周囲からの知覚入力に対し，適切な認識や行動表出ができなくなった状態のことを高次脳機能障害といいます（詳しくは「第2章　高次脳機能障害の理解」を参照）．
　診断のためには検査所見として，磁気共鳴画像（MRI）やコンピューター断層撮影（CT），脳波などにより，認知機能の障害の原因と考えられる脳の器質的病変の存在が確認されること，あるいは，診断書により脳の器質的病変の存在が確認できることが必要となります．高次脳機能障害の評価は，①画像所見，②急性期の意識障害の確認

の後に，通常，神経心理学的検査を用いて行われます．

　知的機能や記憶，注意機能，遂行機能などについて多数の検査があります．それぞれに基準値が設定されており，基準値から外れた場合，神経心理学的障害，つまりは高次脳機能障害が疑われることになります．これらを組み合わせ，障害像を明らかにしていく必要があります．神経心理学的検査を用いた評価は，認知機能を適切に把握すること，認知リハビリテーション・プログラムの作成への寄与，社会復帰（復学や復職を含む）を含めた長期予後を予測する際の判断基準となり得る指標の提供など，重要な役割があります．

◆ 高次脳機能について

　ここで，高次脳機能の中でも注意機能，記憶，遂行機能に焦点を絞り，その特性について認知神経心理学的観点から整理します．

▶▶ 注意機能

　"注意"にはさまざまな機能があります．たとえば，自動車の運転を考えてみましょう．自動車を運転するためには，運転者は，安全な運行（目的）を実現するために，先行車をはじめとした他車の挙動や信号，歩行者などの目的に関連した情報に対して，"並行"して，あるいは"選択的"に注意を向け続けるとともに，その一方では目的に関連しない余計な情報の処理を"抑制する"ことが必要となります．

　以下では，選択的注意，分割的注意，持続的注意，抑制機能について取り上げます．

1）選択的注意（selective attention）

　複数の情報の中から処理すべき特定の情報を選択する際に働く機能を，選択的注意とよびます．人ごみの中でも話し相手の発話を聞き取ることができるカクテルパーティー効果やストループ効果などが知られています．

　視空間情報に基づく注意の選択性を検討する代表的な方法のひとつに，視覚探索（visual search）課題があります．視覚探索課題では，標的以外の複数の視覚刺激（妨害刺激）の中から事前に指定された標的の有無判断が求められます．探索画面の提示から参加者（participant）が反応するまでの時間（反応時間）を計測します．妨害刺激の個数を操作し，妨害刺激数に対する反応時間をプロットした探索関数は，一次関数になることが知られています．視覚刺激が入力されてから反応までの処理過程の中で，探索関数の傾きには妨害刺激からの標的の選択に関与する注意過程のみが反映されます[1]．妨害刺激の個数が増加しても反応時間がほとんど増加しない場合は効率的探索（efficient search），妨害刺激の個数の増加に伴って反応時間も増加する場合は非効率的探索（inefficient search）とよばれます．

　選択的注意の機能に障害が生じると，環境の中から必要となる情報を適切に獲得す

ることが困難になります.

2）分割的注意（divided attention）

　2つ以上の対象や課題を並行して処理する際に働く機能を分割的注意とよびます．複数の課題を効率的に遂行するためには，各課題の難易度に応じて容量限界のある処理資源（注意資源）を適切に配分することが必要となります．たとえば，講義を聴きながらノートをとる，といった事態で重要な役割を担っています．

　分割的注意の機能は，主に，参加者に2つ以上の課題を同時に課す二重課題（dual task）を用いて検討されてきました．たとえば，高齢運転者の自動車事故の問題を，最もよく説明することが知られている有効視野（useful field of view）は，中心視野と周辺視野での空間的な注意配分が求められる有効視野課題を用いて測定されます[2,3]．私たちが周辺環境から情報を獲得できる範囲は，従事する課題や置かれた状況によって変化しますが，「1つのことに集中すると周りが見えなくなる」という表現は，有効視野の特性を端的に表しています．

　分割的注意の機能に障害が生じると，複数の作業を並行して行うことが困難となります．

3）持続的注意（sustained attention）

　長時間にわたって課題の遂行に注意を維持する機能を持続的注意とよびます．航空管制官によるレーダー監視など，単調な環境下で予測困難で，かつ重要度の高い標的に注意を集中することはビジランス（vigilance）とよばれています．

　持続的注意の機能に障害が生じると，集中力の欠如，といった状態に陥ります．

4）抑制機能（inhibition function）

　目的と関係のない情報の処理や不適切な行為を抑える機能は抑制機能とよばれています．前頭前野に損傷のある人の臨床研究や動物を対象とした破壊実験などから，この機能への前頭葉の関与が明らかとなっています．行為の抑制と関連している前頭前野の損傷は，脱抑制や固執などといった症状を誘発します．

　抑制機能に障害が生じると，目的と関係ない情報の影響を受けやすくなる，その場に不適切な行為を行ってしまう，などの状態に陥ります．

▶ 記憶

　記憶とは外界から入力された情報を記銘する（符号化），保持する（貯蔵），想起する（検索）といった一連の過程を指します（図1）．記憶にはさまざまな分類がありますが，ここでは時間的な側面から，大きく回想的記憶（retrospective memory）と展望的記憶（prospective memory）に分類し，整理していきたいと思います（図2）．

　回想的記憶は，過去に経験した出来事や獲得した知識に基づいた記憶であり，感覚

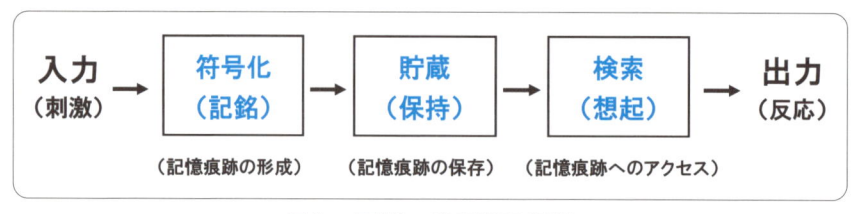

図1　記憶の情報処理段階

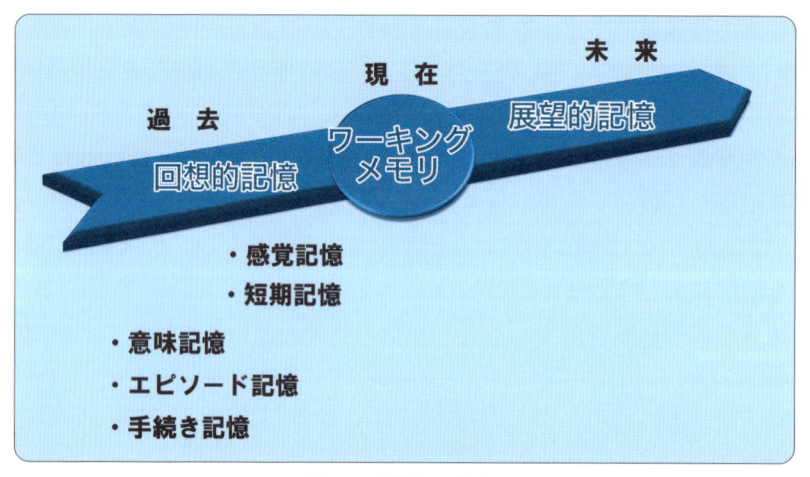

図2　記憶の分類

記憶，短期記憶，長期記憶に分けられます．また長期記憶は，宣言的記憶（declarative memory）と非宣言的記憶（non-declarative memory）に分けられます．宣言的記憶は顕在記憶ともよばれ，意味記憶とエピソード記憶に分けられます．非宣言的記憶は潜在記憶ともよばれ，手続き記憶などが含まれます．

　展望的記憶は，予定や約束の記憶ともよばれ，たとえば「友人に会ったら昨日約束していたノートのコピーを渡す」など，意図を未来のある特定の時期に想起し，実行する際に重要な役割を担っています．また，過去と現在を結ぶ記憶として，ワーキングメモリを位置づけることができます．本稿では，回想的記憶について簡単に整理し，ワーキングメモリと展望的記憶については，遂行機能の項で取り上げることにします．

1）感覚記憶（sensory memory）

　感覚器官から入力された情報がごく短時間，正確に保持される記憶を感覚記憶とよびます．入力された情報が視覚情報の場合はアイコニック・メモリ（iconic memory），聴覚情報の場合はエコイック・メモリ（echoic memory）とよばれます．

2）短期記憶（short-term memory）

　入力された情報のうち，短時間保持される記憶を短期記憶とよびます．短期記憶の

容量には個人差があります．Miller（1956）は，記憶される情報の単位をチャンクとよび，一般的な人の短期記憶の容量は7±2チャンクであることを示しました[4]．たとえば，携帯電話の番号（090－○×○×－□×△◇）を覚える場合，そのまま覚えれば11チャンクとなりますが，2桁（090），4桁（○×○×），4桁（□×△◇）のまとまりとして覚えれば，3チャンクとして記憶することが可能になります．

3）意味記憶（semantic memory）

たとえば，単語の意味を知っているなど，特定の時間や場所に関係しない，一般的な情報に関する記憶を意味記憶とよびます．意味記憶は言語の使用に必要であり，単語や言語的記号，それらの意味や使い方のルールなどについての体制化された知識を含みます．

4）エピソード記憶（episodic memory）

たとえば，「私は昨年の夏休みに，自転車で日本一周旅行を行った」など，特定の時間的・空間的文脈の中に位置づけることのできる出来事（エピソード）に関する記憶をエピソード記憶とよびます．エピソード記憶には特定の時間と場所が関係し，経験者の印象を伴います．

5）手続き記憶（procedural memory）

たとえば，自転車の乗り方や議論の仕方などの行動的スキル，算数問題の解決法や外国語のヒヤリングなどの認知的スキルの獲得など，手続きに関する記憶を手続き記憶とよびます．スキル化された手続き記憶は，想起時には想起しているという意識を伴いません．

▶▶ 遂行機能

一般に，自ら目標を設定し，計画を立て，実際の行動を効果的に行う能力にかかわる機能は遂行機能（あるいは実行系機能）とよばれています．遂行機能は前頭葉がかかわる機能で，日常の問題を計画的・合理的に完結するために必要不可欠な機能です．三宅ら[5]は，遂行機能の特徴として，課題ないしは構えのシフト，ワーキングメモリ内の情報の更新とモニタリング，反応の抑制の3つをあげています．

以下では，ワーキングメモリと展望的記憶を取り上げ，遂行機能について考えます．

1）ワーキングメモリ（working memory）

ワーキングメモリは，会話や読書，問題解決，推論などさまざまな認知課題を遂行するうえで重要な役割を担っています．ワーキングメモリは，課題遂行に必要となる情報の一時的な保持と操作にかかわるシステムで，音韻ループ，視空間スケッチパッド，中央実行系の3つのサブシステムから構成されています[6,7]．音韻ループは，音韻

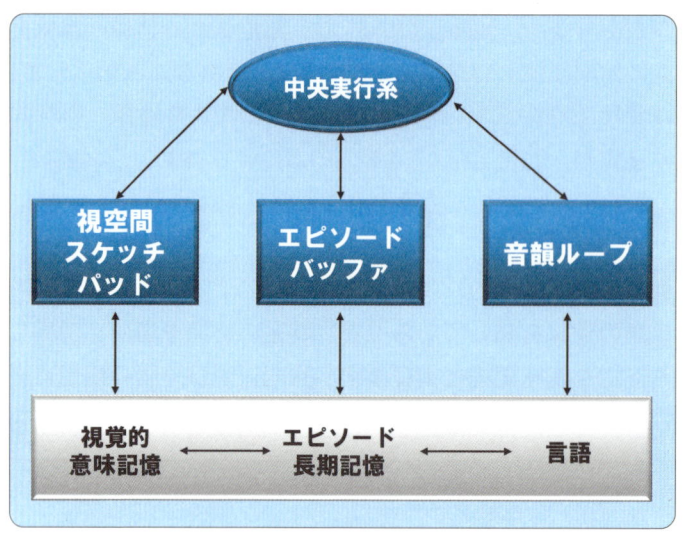

図3　ワーキングメモリのモデル（Baddeley, 2000）

の貯蔵とリハーサルの対象となる音韻を生成する構音のプロセスを用いて，言語や聴覚情報を貯蔵するためのシステムです．視空間スケッチパッドは，視空間情報を貯蔵するためのシステムです．中央実行系は，注意を焦点化したり，切り替えたりすることによって，目的に関連する行動を選択する容量限界のある注意システムです．様々な情報を統合し，エピソードとして一時的に貯蔵するためのシステムであるエピソードバッファが，4つ目のサブシステムとして新たに追加されたBaddeley（2000）のモデルを**図3**に示します．

ワーキングメモリ容量（working memory capacity）の個人差は，さまざまな認知機能の個人差と関連しています[8]．ワーキングメモリ容量の測定課題には，リーディングスパン課題やオペレーションスパン課題などが使用されてきました[9]．ワーキングメモリ課題遂行中には，外側前頭前皮質（LPFC：lateral prefrontal cortex）や下頭頂小葉（IPL：inferior parietal lobule），頭頂間溝（IPS：intraparietal sulcus）といった前頭-頭頂領域が活動します[8]．

2）展望的記憶（prospective memory）

展望的記憶は，ある時間経過をおいて事前に定められた行為（action）を実行するという意図を実現するうえで重要な役割を担っています．展望的記憶の失敗は"し忘れ"につながるため，人が主体的かつ計画的に日常生活を送るうえで欠かすことのできない機能（遂行機能）といえます[10,11]．

展望的記憶には，時間ベースの展望的記憶と事象ベースの展望的記憶があります[12]．時間ベースの展望的記憶は，たとえば，「決まった時間に薬を飲む」など特定の時間ないしは一定の時間経過をおいて，事前に意図した行為を実現する際に重要となります．

一方，事象ベースの展望的記憶は，たとえば，「友人に会ったら，昨日借りた講義ノートを返す」など外的な手がかり（友人と会う）が提示されたときに，意図した行為を実行するうえで重要となります．事象ベースの展望的記憶に含まれる要素として，外的な手がかりに気がつくという展望的要素（prospective component）と手がかりに対して実行すべき内容を想起するという回想的要素（retrospective component）があります．回想的記憶に関わる脳内ネットワークに基盤をもつ回想的要素に対し，展望的要素は前頭前野（Brodmann area 10）が重要な役割を担っています[13]．

　展望的記憶の測定には，意図の形成と意図を実行する機会に遅延が生じる，適切な瞬間に意図を実行するための顕在的なリマインダがない，意図を実行するために遂行中の活動を中断する必要がある，などの展望的記憶の特徴[13]をふまえた実験課題が用いられています．

高次脳機能の神経心理学的評価

　高次脳機能の評価が可能な神経心理学的検査の例を**表1**に示します．多数存在する検査バッテリの中から目的とする機能を的確に測定するためにどの検査バッテリを用いるかの判断は非常に重要です．たとえば，Mini-Mental State Examination（MMSE）は，見当識（時間と場所），短期記憶，ワーキングメモリ，遅延再生，言語理解や作文能力，空間認知などの能力を測定でき，簡易スクリーニング検査として臨床場面において用いられています．MMSEのパフォーマンスや，検査遂行時の患者の様子，さらには，画像診断情報や日常の行動観察からの所見をふまえて，より詳細な神経心理学的評価を行うための検査バッテリの選択を行うことも可能です．以下では3つの神経心理学的検査バッテリを取り上げ，簡単に紹介します．

1）リバーミード行動記憶検査（the Rivermead Behavioural Memory Test：RBMT）

　日常記憶の障害を検出し，さらに記憶障害に対する治療による変化を調べる目的で開発された検査で，姓名，持ち物，約束，絵，物語（直後/遅延），顔写真，道順（直後/遅延），用件（直後/遅延），見当識，日付の下位項目からなります[14]．検査者は順番に検査項目を実施します．標準化された神経心理学的検査の中で唯一，展望的記憶に関する検査項目を含んでいます．

2）ウエクスラー記憶検査（Wechsler Memory Scale-Revised：WMS-R）

　13の下位検査，すなわち「情報と見当識」「精神統制」「図形の記憶」「論理的記憶」「視覚性対連合」「言語性対連合」「視覚性再生I」「数唱」「視覚性記憶範囲」「論理的記憶II」「視覚性対連合II」「言語性対連合II」「視覚性再生II」から構成されています[15]．ただし「情報と見当識」はスクリーニングの目的のために用いられており，ほかの得点には影響しません．まず8つの短期記憶の下位検査を行い，その後，遅延再生のた

表1 神経心理学的検査の例

神経心理学的検査	対象機能・特徴
知的機能	
ウエクスラー成人知能検査（WAIS Ⅲ） Wechsler Adult Intelligence Scale-Ⅲ	言語性IQ，動作性IQ，全検査IQ，「言語理解」，「知覚統合」，「作動記憶」，「処理速度」
レーヴン色彩マトリックス検査 Raven's Colored Progressive Materices	言語を介さずに答えられる検査．推理能力（知的能力）
注意機能	
Trail Making Test	Part A：選択的注意，Part B：分割的注意
Paced Auditory Serial Addition Task（PASAT）	聴覚的な分割的注意
行動性無視検査（BIT） Behavioural Inattention Test	半側空間無視の検査．「通常検査」と日常生活場面を模した「行動検査」の2つのパートからなる
ストループ検査 Stroop Test	選択的注意，抑制機能
記憶	
ウエクスラー記憶検査（WMS-R） Wechsler Memory Scale-Revised	視覚性・言語性記憶，一般性記憶，遅延再生，注意・集中
リバーミード行動記憶検査（RBMT） The Rivermead Behavioural Memory Test	日常記憶，展望的記憶
三宅式記銘力検査	言語性記憶
ベントン視覚記銘検査（BVRT） Benton Visual Retention Test	視覚認知，視覚性記憶，視覚構成能力
遂行機能	
遂行機能障害症候群の行動評価（BADS） Behavioural Assessment of the Dysexecutive Syndrome	課題セットの転換，問題解決能力
ウィスコンシンカード分類検査（WCST） Wisconsin Card Sorting Test	課題セットの転換，注意制御
前頭葉機能検査（FAB） Frontal Assessment Battery	前頭葉機能
その他	
SLTA標準失語症検査 Standard Language Test of Aphasia	失語
SPTA標準高次動作性検査	失行

めの4つの下位検査を行います．これら8つの短期記憶検査と4つの遅延再生検査の粗点を基に，「言語性記憶」「視覚性記憶」「一般的記憶」「注意/集中力」「遅延再生」の5つの指標が算出されます．これらの得点を基準値と比較することによって，障害の程度を推測します．また，解釈にあたっては，各指標を構成する下位検査の得点も吟味することが重要です．

3）遂行機能障害症候群の行動評価（Behavioural Assessment of the Dysexecutive Syndrome：BADS）

脳損傷による高次脳機能障害を行動的側面から捉えることを主眼としています[16]．BADSは，カードや道具を使った6種類の下位検査（規則変換カード検査/行為計画検査/鍵探し検査/時間判断検査/動物園地図検査/修正6要素検査）と1種類の質問紙〈遂行機能障害の質問表（Dysexecutive Questionnaire；DEX）〉で構成されており，日常生活場面に類似したさまざまな状況での問題解決能力を総合的に評価できる点に特徴があります．DEXは患者本人と家族との間の認識差を知るうえで有効です．

RBMTやBADSは脳損傷者の神経心理学的障害を日常場面に即した形で評価することを重視して作成されています．実施時間も他の検査に比べて短いことなどから，記憶や遂行機能の評価を行ううえでは，RBMTとBADSを用い，さらに記憶についての詳細な評価が必要な場合にはWMS-Rの下位検査を追加するといった手続きを踏むことも可能です．

また，結果の解釈にあたっては，見当識（時間と場所）の有無や認知機能への影響が指摘されている精神疾患の有無等や画像診断所見，日常の観察所見などとあわせて総合的に行うことが重要となります．

◆ 神経心理学的評価の結果と社会復帰との関連性について

既存の神経心理学的検査の結果が標準的レベルにまで回復しているにもかかわらず，社会復帰に困難を伴う高次脳機能障害者に遭遇することも少なくありません．特に慢性期のびまん性軸索損傷（diffuse axonal injury；DAI）の場合，画像診断上では器質的な損傷を抽出できないことも少なくありません．日常生活動作（Activities of Dairy Living；ADL）の自立している慢性期のDAI患者の認知機能と就労との関連を検討した研究では，WAIS-RやWMS-R，RBMT，BADSといった神経心理学的検査の結果が標準的レベルにある慢性期のDAI患者で就労が困難な要因の一つとして展望的記憶（prospective memory；PM）の障害が示唆されています．

石松ら[11]は，慢性期のDAI患者の展望的記憶と就労の有無との関連について，短期記憶課題試行と展望的記憶課題試行から構成される展望的記憶パラダイムを用いて検討しました（**図4**）．

参加者は，1ブロック100試行（短期記憶課題88試行＋展望的記憶課題12試行）の課題を4ブロック実施しました．短期記憶課題試行（**図5a**）では，参加者は標的指示画面で記憶した標的文字（たとえば，「は」）を6つのひらがなで構成される探索画面の中から探索し，上から数えた位置を同定します．一方，展望的記憶課題試行（**図5b**）では，標的文字以外に事前に決められたPM手がかり（「ね」ないしは「め」）の1つが探索画面に含まれます．この場合，参加者には標的文字の位置の同定ではなく，PM

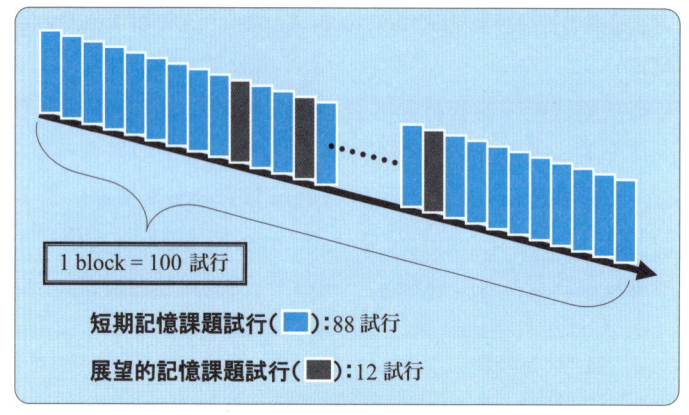

図4 展望的記憶パラダイム

1 block = 100 試行
短期記憶課題試行（■）：88 試行
展望的記憶課題試行（■）：12 試行

a）短期記憶課題の試行の例

標的指示画面：は
探索画面：きちゆこはれ
正反応："5"に該当するキー

b）展望的記憶課題の試行の例

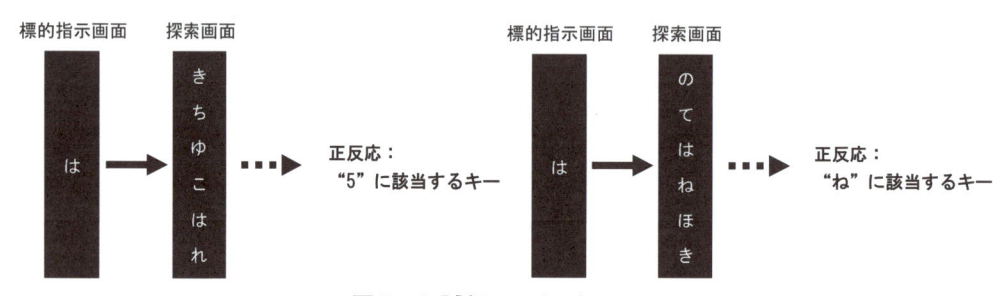

標的指示画面：は
探索画面：のてはねほき
正反応："ね"に該当するキー

図5 1試行のスケジュール
a：短期記憶課題試行，b：展望的記憶課題試行

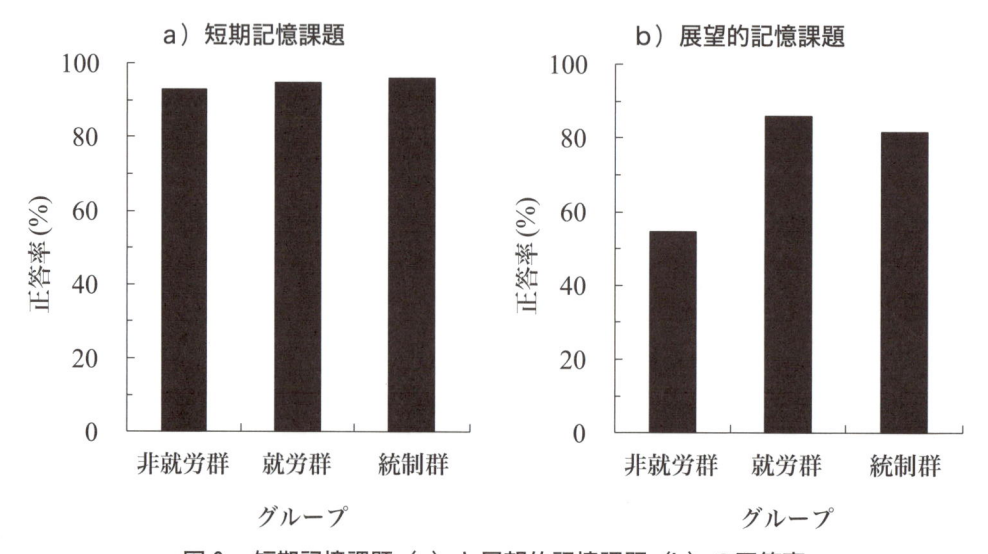

図6 短期記憶課題（a）と展望的記憶課題（b）の正答率

手がかりに関する弁別反応が求められます．

　短期記憶課題と展望的記憶課題の成績を DAI 患者非就労群，DAI 患者就労群，統制群の 3 群で比較した結果，短期記憶課題の正答率には群間で有意な差は認められませんでした（**図 6a**）．一方，展望的記憶課題では，非就労群の正答率は，就労群や統制群に比べて有意に低いことが明らかとなりました（**図 6b**）．

　さらなる検討の結果，慢性期の DAI 患者では，意図した行為があるという「存在想起（prospective component）」に就労状況の違いによる顕著な差が認められるものの，その内容を思い出すという「内容想起（retrospective component）」には就労状況の違いによる差は認められませんでした．すなわち，非就労群において展望的記憶課題のパフォーマンスが低下した背景には，適切なタイミングで意図した行為を実行することができないという「存在想起」にかかわる機能の障害が示唆され，そのため意図した行為の"し忘れ"が生じたと考えられます．

　このように，既存の神経心理学的検査では障害を抽出できない症例があることを留意し，神経心理学的検査結果や画像診断所見のみならず，日常の観察所見なども大切にしながら，総合的に高次脳機能障害の有無を判断することが重要となります．

◆ おわりに

　患者やその家族が期待する就労や再就職，復学をはじめとした社会復帰に関する早期予測や長期予後に関する情報を得るうえで重要な役割を担う高次脳機能障害の神経心理学的評価について，特に，注意機能障害，記憶障害，遂行機能障害に焦点を絞って取り上げてきました．

　神経心理学的検査を用いた評価は，検査者が一定の経験とスキルを有していれば，基準値に従い，高次脳機能障害患者が抱える障害を大枠で捉えることが可能となるメリットがあります．一方，神経心理学的検査の実施には，所要時間の問題など，被検査者への負担が伴うことも事実です．被検査者への負担を軽減するうえでも，評価すべき機能を効果的に測定可能な検査を適切に組み合わせ，評価目的に応じた独自の神経心理学的検査バッテリを構築することは必要不可欠といえるでしょう．また，適切な検査バッテリの選択や検査結果に基づいて，高次脳機能障害者が日常で抱える問題の背景に潜む認知機能の障害を抽出するためには，検査に携わる専門家が，各機能に関する理論やモデルを十分に理解することも重要となります．

引用文献

1) 熊田孝恒：視覚探索．心理学評論 46：426-443，2003．
2) Ball K, et al：Visual attention problems as a predictor of vehicle crashes in older drivers. Investigative Ophthalmology & Visual Science 34：3110-3123, 1993.
3) 石松一真，三浦利章：分割的注意と加齢．心理学評論 46：314-329，2003．
4) Miller GA：The magical number seven, plus or minus two：Some limits on our capacity for processing

- 5) Miyake, et al：The unity and diversity of executive functions and their contributions to complex "Frontal Lobe" tasks：a latent variable analysis. Cogn Psychol 41：49-100, 2000.
- 6) Baddeley A：Working memory. Science 255：556-559, 1992.
- 7) Baddeley A：The episodic buffer：a new component of working memory？Trends Cogn Sci 4：417-423, 2000.
- 8) Baddeley A：Working memory：looking back and looking forward. Nat Rev Neurosci 4：829-839, 2003.
- 9) Conway ARA, et al：Working memory span tasks：A methodological review and user's guide. Psychon Bull Rev 12：769-786, 2005.
- 10) Kliegel M, Martin M：Prospective memory research：Why is it relevant？Int J Psychol 38：193-194, 2003.
- 11) 石松一真，ほか：脳外傷者における展望記憶．認知リハ 2006：68-74，2006.
- 12) Einstein GO, McDaniel MA：Normal aging and prospective memory. J Exp Psychol Learn Mem Cogn 16：717-726, 1990.
- 13) Burgess PW, et al：Brain regions involved in prospective memory as determined by positron emission tomography. Neuropsychologia 39：545-555, 2001.
- 14) 綿森淑子，ほか：日本版リバーミード行動記憶検査．千葉テストセンター，2002.
- 15) 杉下守弘（訳）：日本版ウエクスラー記憶検査法．日本文化科学社，2006.
- 16) 鹿島晴雄（監訳）：BADS 遂行機能障害症候群の行動評価日本版．新興医学出版社，2003.

5 高次脳機能障害の リハビリテーション

東京慈恵会医科大学附属第三病院
石川 篤

はじめに

　高次脳機能障害のリハビリテーションを文章で伝えることは，非常に頭を悩ませる作業となります．なぜなら，高次脳機能障害とひとくくりにいっても，我々の目の前に現れるその「症状」は千差万別だからです．広い視野をもって「症状」を分析したうえで，各当事者に合わせたテイラーメイドのリハビリテーションが必要となるため，マニュアルは存在しないのです．

　高次脳機能障害の特徴は，障害が重複する場合が多いこと，当事者を取り巻く環境の影響を受けやすいこと，また「見えない障害」といわれることもあり，周囲，もしくは自分自身とのギャップに当事者が長期間苦しむ場合も多いことであり，支援が難渋することもあります．支援は長期的な介入となり，何をリハビリテーションの目標にすればよいのか迷うこともあります．しかし，一方では，適切なリハビリテーションを行うことができれば，新たな役割を獲得し，当事者や家族の生活の質が向上し，次のステップへ進むこともあります．

　そこで，本章では，各症状の対応などについては他章にゆずり，高次脳機能障害のリハビリテーションについて，症例を交えながら紹介していきます．

一般的なリハビリテーションの流れ

　まずはじめに高次脳機能障害に限らず，一般的なリハビリテーションの流れについて述べます．リハビリテーションは，担当が決まった時点から開始となり，**図1**に示したように「評価」⇒「解釈」⇒「治療目標・プログラム立案」⇒「介入」⇒「再評価」と進み，最終的には目標達成へと導きます．「評価」の過程には，面接，観察，検査/測定，情報収集などが含まれます．各種検査バッテリーに加え，日常生活での様子や課題を行う際の行動を観察し（トップダウン），実際の観察場面の様子と検査結果（ボトムアップ）を照らし合わせながら，トップダウンとボトムアップを繰り返して多くの情報を収集し，「解釈」の過程へと進みます．そして，その評価結果を解釈し，各対象者に合わせた「治療目標・プログラム立案」が行われたのちに「介入」となります．

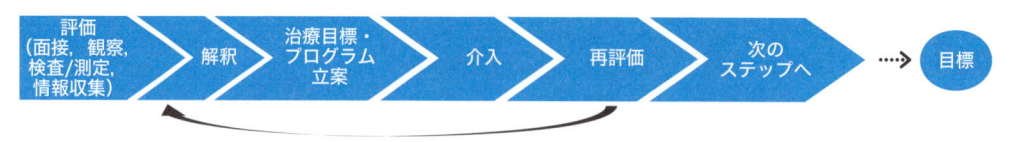

図1　一般的なリハビリテーションの流れ

　「介入」は，各職種が得意とするものを用いますが，たとえば，作業療法では，その当事者に適した「作業」の選択を行い，段階づけを行いながら目標達成を目指します．一定期間の介入を行った後には，目標が達成されたか否か「再評価」を行い，次に掲げる目標を再検討し，長期的な目標に向けて当事者を導いていきます．

　基本的に，高次脳機能障害の方に対するリハビリテーションの流れも一般的なリハビリテーションと同様の流れとなりますが，高次脳機能障害の特徴を踏まえると，いくつかのポイントがあります．その内容については次項より「評価」から「解釈」「治療目標・プログラム立案」までと「介入」，そして「再評価」の三つの段階に分けて述べていきます．

◆ 高次脳機能障害のリハビリテーションの流れ　　―〈「評価」から「解釈」「治療目標・プログラム立案」まで〉

　まずは「評価」です．適切な「評価」は適切な「介入」へとつながるため，最も重要な過程となります．たとえば，記憶できない症状がある場合，覚醒不良により記憶できないのか，注意障害により注意が対象に向かず記憶できないのかなど，我々が目にする「症状」が同じであってもその原因はさまざまです．もちろん原因によって，介入の方法は異なります．よって，原因追究つまり「評価」が鍵となります．

　評価から治療目標・プログラム立案を行う際のポイントは三つあります．なお，高次脳機能の評価に用いる神経心理学的検査については「第4章　高次脳機能障害の評価」にゆずります．

▶▶ ① 背景因子に注目し，広い視野で捉えよう

　高次脳機能障害の方の場合，ICF（国際生活機能分類）における因子でも，特に環境などといった背景因子に重点を置き，捉える必要があります．高次脳機能障害の方は，環境に合わせることが苦手で，また環境からの刺激に影響を受けやすいため，たとえば，入院中に行うことができていた課題が，自宅ではできなくなってしまう場合があります．これは，病院内では，環境からの刺激がコントロールされていますが，自宅生活になると，周囲からの刺激が強すぎるため課題ができなくなってしまうということです．また，病識が乏しく，現在の能力よりも高い目標を掲げてしまうことで失敗体験を繰り返してしまう場合もあります．

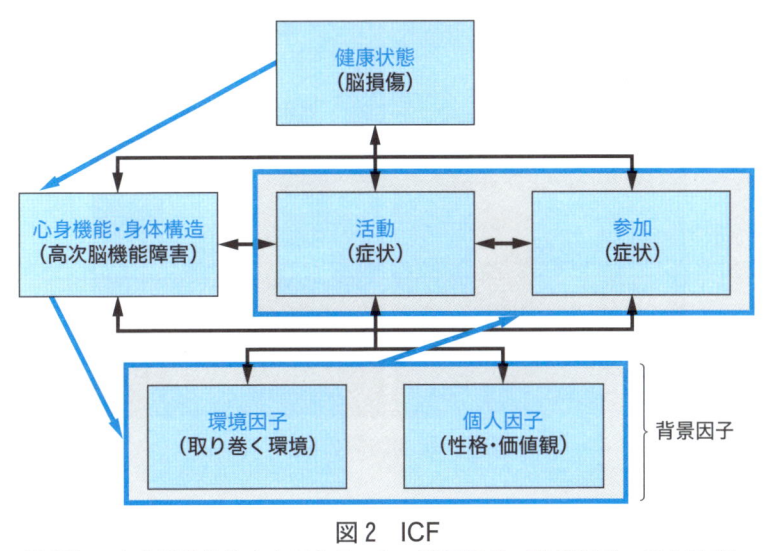

図2 ICF
脳損傷が高次脳機能障害を引き起こし，背景因子（環境因子・個人因子）に修飾されて「症状」として出現する（青矢印）．

1）国際生活機能分類（ICF）

　背景因子と高次脳機能障害の関係性は，国際生活機能分類（International Classification of Functioning, Disability and Health；ICF）を用いると非常にわかりやすいと思います．ICFは，人間が健康で活動するために必要な条件を構造的に分類したもので，保健，医療，福祉分野で共有される概念です[1]．人間の活動を「心身機能・身体構造」と「活動」「参加」に分類し，この分類に従って障害の状態を「心身機能・身体構造の障害」「活動制限」「参加制約」の三つのレベルで表現しています．これによりそれぞれのレベルで対象者が抱える問題を整理して評価し，解決すべき課題を明確にすることができるとしています．加えてこの三つの障害レベルに人的，物的環境（環境因子）や個人の資質（個人因子）などの影響も考慮されている点もICFの大きな特徴といわれています[2]．

　高次脳機能障害の方に対しICFを用いると，脳損傷は「健康状態」，高次脳機能障害は「心身機能・身体構造」にあたり，我々が目にする症状は「活動制限」「参加制約」に換言することができます（**図2**）．その「症状」は，背景因子である「環境因子」や「個人因子」に修飾されたものとなります．つまり，同じ障害であっても，当事者それぞれ「環境因子」や「個人因子」が異なるため，我々が目にする「症状」は異なるということになります[3]．

　我々が提供するリハビリテーションは，望ましくない「症状」を最大限抑えるように背景因子を調整することといっても過言ではないでしょう．

2）環境因子

　「環境因子」には，人的環境と物的環境が含まれます．人的環境とは，当事者の周り

43

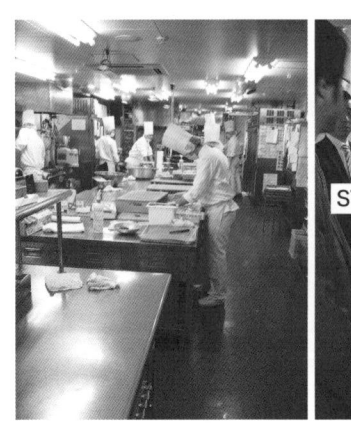

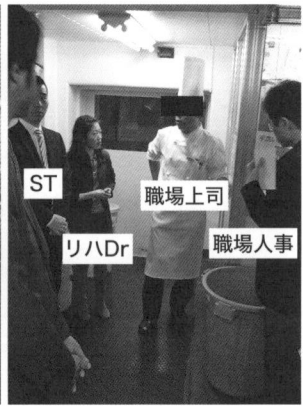

図3 職場訪問の様子

の支援者にあたります．支援者が当事者に対し，どの程度のサポートができるかということは環境の評価において大切な視点となりますが，どれだけ当事者を理解し，受け入れているかが最も重要なポイントとなります．同じ高次脳機能障害の程度であっても，障害に対する家族の理解があり，当事者にとって「居場所」が確保されている場合と，周囲からの理解が得られず，孤立してしまっている場合とでは，生活場面での「症状」が大きく異なることがあります．そのため，評価の際に，当事者を取り巻く周囲の理解度を捉えておく必要があります．

　物的環境とは，当事者を取り巻く環境のことです．たとえば，注意障害の方に対し，刺激が多い環境であれば「症状」としてミスが出現しやすくなりますし，記憶障害の方に対し，毎回物の置く場所を変えると，「症状」として忘れ物が多くなり，生活が送りにくくなるでしょう．各当事者が能力を発揮しやすい物的環境について評価していく必要があります．

　「環境因子」に関しては，可能なかぎり実生活（自宅や職場など）の環境を観察することが大切です（**図3**）．「百聞は一見にしかず」で，現場での評価が望ましいです．

3）個人因子

　「個人因子」には，性格，ニーズ，希望，価値観（自己効力感），病識（自己認識）などが含まれます．「何に困っていて，何がしたいのか，どうなりたいのか」は，当事者のみならず，家族にも確認すべき評価項目となります．それに加え，自己に対する価値観でもある自己効力感（セルフ・エフィカシー）にも注目する必要があります．自己効力感とは，「ある結果を生み出すために必要な行動をどの程度うまく行うことができるか」という個人の確信のことを指します[4〜7]．つまり，ある行動を起こす前に個人が感じる「遂行可能感」のことで，自分自身がしたいと思っていることの実現可能性に関する知識，あるいは自分にはこのようなことがここまでできるのだという考えのことをいいます．得てして高次脳機能障害の方は，失敗体験を積み重ねることに

より，自己効力感が低下している場合もあるため，評価の際に注目する必要があります．また，リハビリテーションを行ううえで，「どの程度自分を客観的に捉えられているか」という自己認識の評価も必要となります．自己認識が低下している場合は，支援が滞る場合が多く，時期を見ながら自分と向き合う機会を提供する必要があります．

以上のように，「評価」を行う際は，高次脳機能（心身機能・身体構造）のみに注目するのではなく，その「症状」を引き起こすに至る背景因子（環境・個人因子）も考慮し，包括的な視点で評価することが必要となります．

▶▶ ② できること・得意なことにも注目しよう

高次脳機能障害の方の特徴として，障害が重複する場合があります．特に頭部外傷患者などでは「脱抑制，記憶障害，遂行機能障害あり」と，複数の障害を呈する場合があります．我々リハビリテーションのスタッフは，「できないこと」を探し出し，それを問題点として挙げ，「介入」を行うことで目標達成を目指します．たとえば，トイレ動作に介助が必要な場合，トイレへの移乗やズボンの上げ下げなど苦手な部分を繰り返し行い，自立を目指します．しかし，高次脳機能障害の方の場合，この視点だけでは支援がうまく進まないことがあります．なぜなら高次脳機能障害の方は，「できないこと」を挙げると問題点が山積みになってしまうからです．そのため，「できること」「得意なこと」を見つける視点が必要となります．たとえば，記憶障害があっても，コミュニケーション能力が高く，人から好かれる性格という利点があれば，周囲の人に「記憶できないので後でまた教えてください」と助けてもらうのも一つの方法だと思います．「できること」「得意なこと」を見つけ出し，その部分に着目し伸ばしていくことが，支援の糸口となることも多く，生活を前に進めることができます．

▶▶ ③ 当事者・家族・支援者が同じ目標に向けて進み「落としどころ」を見つけよう

評価が進み，問題点が列挙されたところで，次に，何を目標にするかという「治療目標・プログラム立案」へと進みます．その際に，当事者，家族，支援者のそれぞれの目指す目標が異なる場合があります．これは，高次脳機能障害の方にしばしばみられる病識の欠如（自己認識の低下）によるものが多いと思われます．自分自身を客観的に捉えることができず，現在もつ能力よりも高い目標を設定してしまう場合があるのです．

たとえば，当事者が「俺は歌手になる！」と目標を掲げているのに対し，家族は生活が自立していない状況に対し「もう少し自立した生活をしてほしい」という希望があるなど，目指す方向が異なる場合です．場合によっては，支援者がさらに別の目標を掲げることもあります．また，高次脳機能障害の支援をする場合，非常に長期的な経過をたどることが多く，そのためリハビリテーションの目標が曖昧になってしまうことがあります．これらのような場合には，三者で話し合いの場を設け「何に向けて

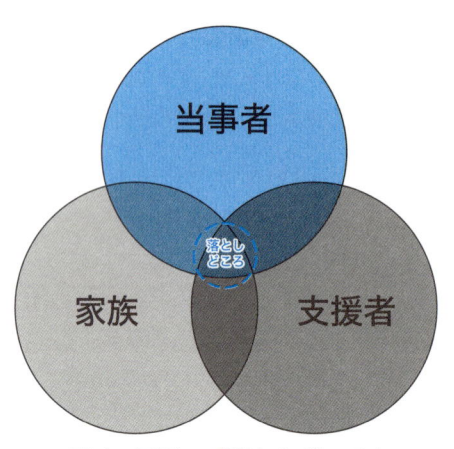

図4 目標の「落としどころ」

リハビリテーションをするのか？」という意思の統一を図る作業が必要となります．しかし，三者の意見がどうしてもかみ合わないときもあります．そのようなときは，「落としどころ」を見つける必要があります（**図4**）．自己認識の低い当事者が挙げた目標に対し，否定しても何も始まりません．その目標につながるように段階づけを行い，短期間の目標を掲げることが目標設定を行う際のポイントです．

前述の「俺は歌手になる！」と言う当事者のケースでも，「歌手になる人が自分の身の回りのことをお母さんにやってもらっているのは，カッコ悪いのでは？」と若い女性スタッフから言ってもらったり（女性に興味を示している場合），「自分の目標とする歌手が，服の支度をお母さんにやってもらっていたらどう思う？」など問いかけを行うことで，当事者・家族・支援者の三者間で「生活の自立」という目標に統一することができた場合もあります．

このように，家族の意見に耳を傾けながら，当事者の能力に合った目標設定を行うことが必要となります．実際の作業を通して，当事者が自分と向き合う機会を提供し，少しずつ自分の能力に合った目標を目指すように，方向づけを行っていきます．

ここで「評価」から「解釈」「治療目標・プログラム立案」までのポイントをふまえ，ICFに基づいて評価を実施した実際の症例を紹介します．

◆ ◆ ◆

症例A　代償手段を獲得し活躍の場を広げよう

一般情報

30代，女性，職業はミュージシャン．主訴は「一人で全国の各ホールの楽屋口にたどり着けない」「人とうまくコミュニケーションがとれない」でした．原疾患は脳出血であり，著明な身体障害は認めず，日常生活動作（ADL）は自立していました．しか

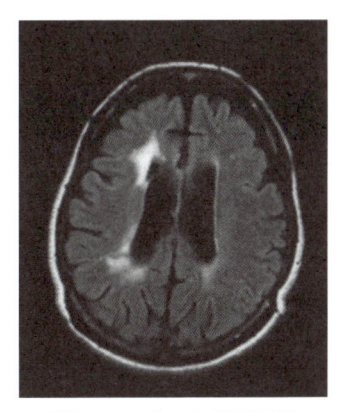

図5 A氏のMRI画像

し，高次脳機能障害により道に迷ってしまうために，一人での外出は困難な状態であり，全国各地での演奏の際にも，家族が毎回同行していました[8]．

健康状態 —脳損傷—

MRI（magnetic resonance imaging）では，右被殻から前頭葉および頭頂葉皮質下にかけて出血後変化を認め（**図5**），SPECT（single photon emission computed tomography）では，右下頭頂小葉，右脳梁膨大後域および右前頭眼野における有意な局所脳循環代謝の低下に加え，左前頭眼野周辺にも有意な局所脳循環代謝の低下を認めました[9]．

心身機能・身体構造/機能障害 —高次脳機能障害—

神経心理学的検査の結果を**表1**に示します．記憶障害・遂行機能障害などを含む，全般的な高次脳機能障害が疑われましたが，画像診断より「熟知した場所で道に迷う症状」とされる地誌的障害の可能性が示唆されたため，さらに評価を進めました．標準高次視知覚検査（visual perception test for agnosia；VPTA）では，地誌的見当識の項目のみで失点を認め，また，地誌的障害の評価[10]においては，自宅周囲の建物の位置関係が描けないなど，個々の地点間の位置関係を説明できないことから，画像診断と併せ，地誌的障害のなかの道順障害である可能性が示唆されました（**表2**）．

環境因子・個人因子 —当事者を取り巻く環境・当事者の性格・価値観—

環境因子では，A氏は全国の各ホール（演奏会場）を回る生活を送っており，目的地がそのつど変わるという特徴がありました．そのため，特定の目印を提示し，目的地へ誘導することは困難でした．介入方法を検討するために，自宅から目的地までの経路のうち，どの部分で迷うのかについてさらに評価を進めました．発症前から生活していた自宅付近で迷うことはなく，自宅の最寄駅から目的地の最寄駅までの経路も，駅構内の看板などを頼りにして，迷わず移動できていました．しかし，目的地の最寄

表1 A氏の神経心理学的検査の結果（ICF「心身機能・身体構造」の評価）

検査名	結果
MMSE	29/30
FAB	15/18
TMT	A：102秒　B：134秒
KWCST （慶應式ウィスコンシンカード分類）	CA（達成カテゴリー数）：0-3 PEN（ネルソン型の保続性の誤り）：2-6 DMSセットの維持困難：2-1
三宅式記銘力検査	有関係語対試験：5-7-9 無関係語対試験：1-1-1
RBMT （リバーミード行動記憶検査）	スクリーニング点：2/12 プロフィール点：6/24
WAIS-Ⅲ （ウェクスラー成人知能検査）	VIQ：89　PIQ：78　FIQ：82
WMS-R （ウェクスラー記憶検査）	言語性記憶：52 視覚性記憶：74 一般的記憶：63
BADS （遂行機能障害症候群の行動評価）	総プロフィール得点：12/24 標準化得点：65
VPTA （標準高次視知覚検査） （ここでは「地誌的見当識」の項目のみ掲載）	日常生活についての質問：2 個人的な地誌的記憶：4 白地図：1

表2 A氏の地誌的障害検査の結果（ICF「心身機能・身体構造」の評価）

	街並失認	道順障害	A氏
1．街並の形態を認識する	○	○	○
2．熟知した場所の街並を見てそれとわかる			
①旧知の場所	×	○	○
②新規の場所	×	○	○
3．熟知した建物の外観を想起する			
①旧知の場所	○or×	○	○
②新規の場所	×	○	○
4．熟知した地域内で			
①建物の位置を想起する	○	×	×
②2地点間の道順を想起する	○	×	×

○＝できる，×＝できない

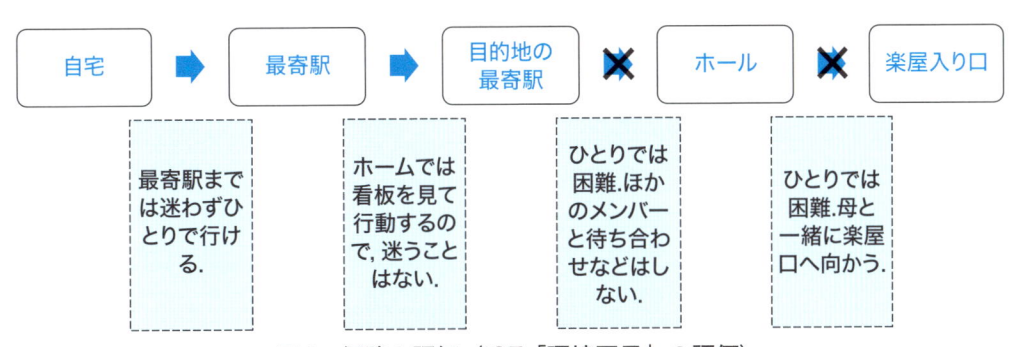

図6 経路の評価（ICF「環境因子」の評価）

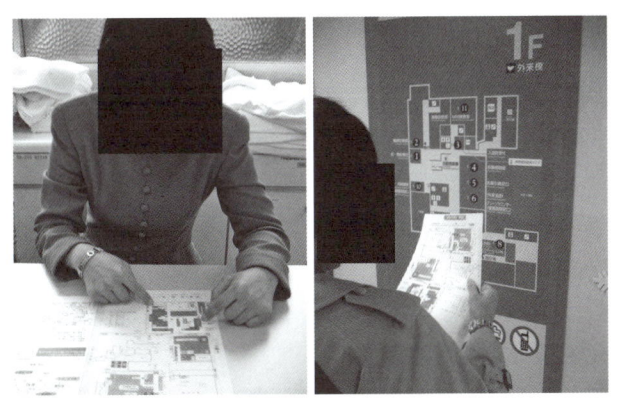

図7 病院内の探索課題に取り組むA氏の様子
（ICF「活動」「参加」の評価）

駅から各ホールまでの経路で迷ってしまうために，目的地へたどり着くことができませんでした（**図6**）．また，実際の環境評価に作業療法士（OT）が出向いたところ，演奏者が利用するホールの「楽屋口」が，各会場ともに非常にわかりにくい場所に位置していることがわかりました．

取り巻く人的環境については，家族は非常に協力的でしたが，周囲からは「わかりやすい地図を用いればよい」と言われるなど，障害に対する家族以外の理解は乏しい状況でした．個人因子については，本症例はコミュニケーションが苦手であったため，メンバーに声をかけて一緒に目的地へ行くという行動は見られず，「どのように話しかけてよいのかわかりません」と自信がない様子で，自己効力感は低下した状態でした．しかし，性格は真面目で礼儀正しく，楽器の演奏ができるという利点ももっていました．

活動/活動制限・参加/参加制約 ―症状―

実際にどのように道に迷うのかを評価するために，通常の地図を用いて病院内の探索課題を実施しました（**図7**）．結果は，リハビリ室を一歩出ると，一向に目的地へ向

けて進む様子はみられませんでした．院内看板などの文字情報と地図上の文字情報を照らし合わせることで，現在地については把握できていましたが，目的地との位置関係が理解できないために，目的地へたどり着くことはできませんでした．そこで，観察評価より，文字情報が有効であったことから，言語的教示のみで目的地までの誘導を試みました．「どこでどちらの方向に曲がるか」を具体的に（「訓練室を出て左へ」「右側に受付，正面にスターバックスのある……」など）提示した結果，目的地までたどり着くことができました．院内の探索課題中に目的地を忘れることがないこと，また進む手順を考える過程が困難なのではなく，現在地と目的地の位置関係が把握できていないという点から，道に迷う原因は，記憶障害や遂行機能障害によるものではないと考えました．

問題点のまとめ

評価結果より，A氏は，記憶障害や遂行機能障害などの全般的な高次脳機能障害に加え，道順障害により道に迷う症状が出現していることが考えられました．また，環境因子として目的地がそのつど変わる点や，個人因子としてコミュニケーションに自信がないため人に道を尋ねられない点などが加わり，目的地へたどり着けない状況となっていました．そこで，家族と相談し「一人で目的地へたどり着くこと」を目標とし，リハビリテーションが開始されました．

◆ ◆ ◆

ここまで，ICFを用いて「評価」の整理を行いました．次に，「介入」について述べていきます．

◆ 高次脳機能障害のリハビリテーションの流れ―〈介入〉

「介入」は，リハビリテーションにおいて一番頭を悩ませる部分でもあり，当事者が生活する環境へ積極的に入り込み「介入」を行うという，支援者の行動力が求められます．日々の業務のなかで時間的な制約もあると思いますが，可能なかぎり実生活に近い環境下で「介入」を行うことで，生活のなかでの般化が期待されるため，力の見せどころです．ここでは，介入を行う際のポイントを三つ挙げます．

▶▶ ① 柔軟に考えテイラーメイドの介入をしよう

「介入」では，各対象者に合わせたテイラーメイドのアプローチが必要となります．マニュアルが存在しないため，どのようにして目標達成へ導くか，難渋することも多いと思います．記憶障害の方を例として介入を考えてみます．記憶障害がある場合は，画一的にメモリーノートを導入するのではなく，各当事者の病前の生活歴や性格などを考慮したうえで，代償手段の選択をする必要があります．たとえばビジネスマンで

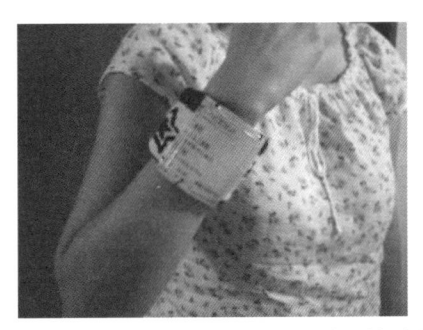

図8 リストバンドを用いた記憶代償手段
リストバンドに，その日のスケジュールや目的地までの行き方が記入してある．

　手帳を活用していた方は，スケジュールや必要事項を手帳に記入するタイプの代償が有効となりますが，スマートフォンなどの携帯端末でスケジュールを管理していた方には適切とはいえません．介入例として，もともと腕時計を見る習慣のあった方には，リストバンドに情報を記入することで記憶の代償を行いました（**図8**）．このように，病前の生活を聴取し，各当事者の生活スタイルに合わせた柔軟な「介入」が必要です．
　また，身の回りのものにアンテナを張ることで「介入」のヒントを得ることができます．たとえば，一般書籍や雑誌の活用です．ビジネス書や雑誌には，さまざまな高次脳機能を働かせるための方法が書いてあります．多忙なビジネスマンがどのような代償手段を用いて効率よく仕事を進めているかという特集があり，そこには遂行機能を高めるための「TO DOリスト」の活用術や，スケジュール管理をするためのパソコンのカレンダー機能を使いこなす術が書かれていることがあります．それらを当事者の能力に合わせて導入することで，代償手段の獲得へとつながり，テイラーメイドの「介入」にもなり得ます．
　ここで症例を紹介します．交通事故により，遂行機能障害と書籍に対する固執が強い方がいました．家には本が山積みとなり，寝る場もありませんでした．家族は「本棚を買ったんだからいい加減に片づけろ！」と，遂行機能障害の方には少し抽象的な指示の出し方をしていたために，何度言われても作業が進まず，大声で怒鳴られていた当事者の方の自信は消失した状態でした．
　そこで，作業療法士が片づけに関する一般書籍を読み，その中から片づけるヒントを探しました．そのヒントに遂行機能障害を考慮した対応の仕方を織り交ぜ，「1日15分，本の背表紙が見えるように積み上げてください」とだけ指示を出しました．結果，「20年ぶりに床が見えました」と携帯で写真をとり，見せてくれました（**図9**）．そのことで自信がつき，次は本の分類へとさらに進めていきました．
　このように，一般書籍を活用することで「介入」のヒントが得られたケースもあります．「評価」から「治療目標・プログラム立案」であがった目標に対し，枠にとらわれず各当事者に合った「介入」を行っていくことが大切です．

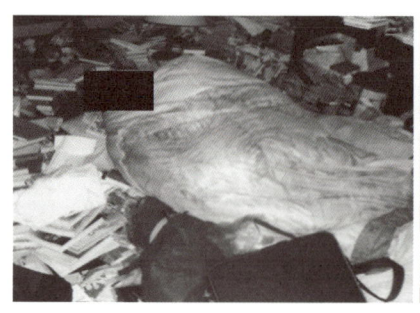

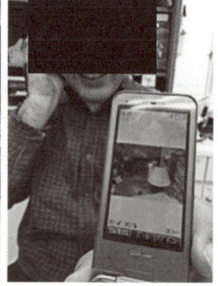

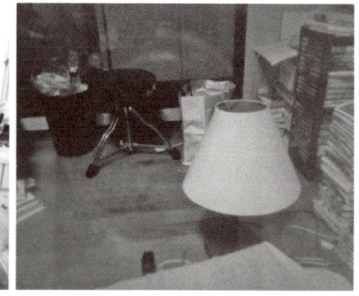

図9 片づけを目標に取り組んだリハビリ
一般書籍をヒントに遂行機能障害を考慮したアドバイスを行い，部屋が片づいた様子．

▶▶ ② 実生活を念頭におき，環境の調整を行おう

　環境をどのように調整するか，これが「介入」で最も大切な部分と言っても過言ではありません．「評価」の部分でも述べましたが，我々が目にする「症状」は，環境因子や個人因子に修飾され出現します．人的・物的環境を含む環境因子を調整することが，問題となる「症状」を劇的に変化させることもあり，「介入」の糸口となります．当事者を取り巻く周囲の環境の変化により，高次脳機能自体は変化しなくとも（神経心理学的検査の点数など），「症状」が変わることがよくあります．

　人的環境を調整するためには，家族にリハビリテーションの様子をこまめに見学してもらい，情報の提供をすることに加え，集団療法（第10章　集団リハビリテーションプログラム「羅心版」参照）や家族会などへの参加を促すことが効果的です．それらの参加を通して他の当事者や家族，スタッフの対応を実際に見ることで，参考になる部分が多々あると思います．

　ただし，ここで注意しなければならないのは，人的環境で最も重要な家族に対して，「求めすぎない」ということです．地域生活での環境調整を行うには家族の協力が不可欠となりますが，通院するたびに「このようにしてください」「どうしてこれができないのですか」など家族に押しつけてしまうと，家族の負担が大きくなり，結果的に適切な環境調整とはなりません．社会資源（デイサービスなど）の利用を勧めたり，家族へのフォローアップも忘れずに行う必要があります．

　また環境への「介入」は，可能なかぎり実生活の中で行い，実際に当事者の職場や作業所などの現場へ出向き，現場の上司，スタッフなどと face to face で連携することが望ましいです．その際に，障害の説明や，具体的な指示の出し方，適切な作業環境などを伝え，先方がどの程度対応可能かについて話し合いますが，こうした「介入」は，一度だけではなく継続して行う必要があります．なぜなら，職場や作業所で勤めていくなかで，職場や作業所のスタッフが当事者への対応に困る場面が出てきたり，当事者本人も働くペースをつかめずがんばりすぎて疲れてしまうなど，復職や就労がスタートした後でさまざまな問題が出てくることがあるからです．当事者からの情報収集はもちろん，職場や作業所とも継続的に連携をとり，長期的な視点で環境を調整

していくことが重要です．

▶▶ ③ 価値観（自己効力感）・病識（自己認識）に注目しよう

「評価」では，個人因子の価値観（自己効力感），病識（自己認識）が重要と述べましたが，「介入」では，各当事者の自己効力感や自己認識の状態を把握・調整しながら，「症状」の変容を目指します．

先にも述べましたが，高次脳機能障害の方は，失敗体験を繰り返している場合も多く，自己効力感が低下している場合も少なくありません．自己効力感は自然発生的に生じてくるものではなく，① 自分で実際に行い，成功体験をもつこと（遂行行動の達成）② うまくやっている他人の行動を観察すること（代理的経験）③ 自己強化や他者からの説得的な暗示を受けること（言語的説得）④ 生理的な反応の変化を体験してみること（情動的喚起）を通じて，個人が自ら作り出していくものであると考えられています[6]．これらを体験するには，個別療法と集団療法の併用が有効です．①④に対しては，各当事者に合わせて個別の課題設定を行い，段階づけて成功体験を積んだうえで，それによって起こる自らの変化を実感してもらう必要があります．そのため個別療法が有効であり，うまくできたことに対して，ポジティブなフィードバックを行い，行動を強化させていきます．②③に対しては，ほかの高次脳機能障害の方の成功体験，およびその前後の変化をみることで，代理的経験ができ，加えて，集団でのディスカッションの場を設けることで，高次脳機能障害の方同士でアドバイスしあう機会を与えることができるため，集団療法が有効です[11]．

一方，自己認識が低下した場合には，「失敗体験」を活用する場合もあります．当事者の方が自分の現在の能力よりも高い目標を掲げ，リハビリテーションの目標が定まらないときは，「実際の作業」を通して自分と向き合ったり，集団療法を通して他者を見ることで自分と比較するなど，さまざまな手段を用いて自分を振り返る機会を提供します．

あるケースを紹介します．交通事故により，記憶障害，遂行機能障害，脱抑制，固執に加え，身体機能面として体幹失調がある方がいました．その方は復職希望が強く，ハローワークなどに積極的に通っていましたが，学生時代にウエイターの仕事をしていたことから，「ウエイターなら明日からでもできます」と述べていました．作業療法評価では，ウエイターは高度な高次脳機能が必要であり，また身体機能面から考えても少し高度な目標であると感じていました．しかし，そのことを伝えても，「大丈夫です」と答えていたため，作業療法では，① 水を運ぶ ② 注文をとる ③ 皿洗いをするという三つの課題を実際に行ってみました（**図10**）．結果は，①では水をこぼす，②は可能，③では皿の置き場を間違えるというものでした．実際の失敗を通して，「何が悪かったのか？」と自分を振り返る瞬間があり，その瞬間を逃さずにフィードバックを行いました．①に対して「お盆の持ち方がよくなかった」，③に対して「途中でメモを確認すればよかった」と自ら述べたため，すぐに反省点をふまえ，再度同じ課題を

①水を運ぶ　②注文をとる　③皿洗い

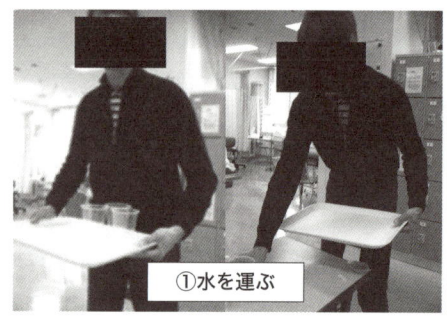

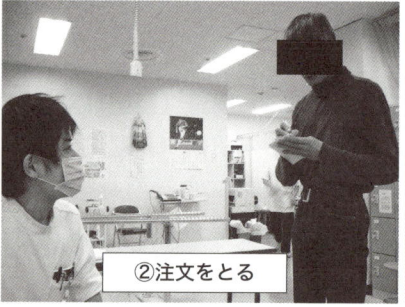

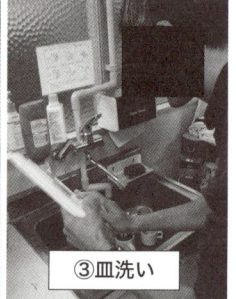

図10　ウエイター練習
ウエイターの仕事をしたいという当事者の方に対し，ウエイターの仕事で多い作業を課題として行った．

行ってもらった結果，課題をうまくこなすことができました．音楽が好きだったため音楽会社への復職を希望していた方でしたが，「レストランの皿洗いからでもいい」と述べ，作業所が併設されているレストランでウエイターとして働き始めることができました．

このように，実際の作業を通して自分自身と向き合い，「新たな自分」と向き合う作業を繰り返していきます．誰でも自分自身と向き合うのは，時にはつらく，苦しいものであり，ましてや高次脳機能障害となった，以前と異なる自分と向き合うのは容易なことではないと思います．我々支援者が寄り添いながら，前へ進めるサポートが必要です．

以下に，症例を通してリハビリテーションの「介入」の一部を紹介します．

◆　◆　◆

症例B　ペットボトルのキャップを集めて世界を救おう

一般情報

20代，男性．主訴は「やりたいことがないのが困る」でした．原疾患は脳外傷であり，著明な身体障害は認めませんでしたが，ADLは家族の促しを必要とし，また，てんかん発作がみられることがあるため，外出にも家族の見守りが必要な状態でした．作業療法では，集団療法と個別療法場面での介入を開始しました．

「評価」から「解釈」「治療目標・プログラム立案」まで

主な症状は，易疲労性，著明な自発性低下で，問いかけに対しても情報処理に時間を要し，反応はゆっくりとしていました．集団療法場面では，セッションの途中で疲労してしまい，立ち上がって外の休憩所に行くなど，最後まで参加することができない状態でした．個別療法場面では，訓練後半になると課題のミスが目立ち，耐久性の

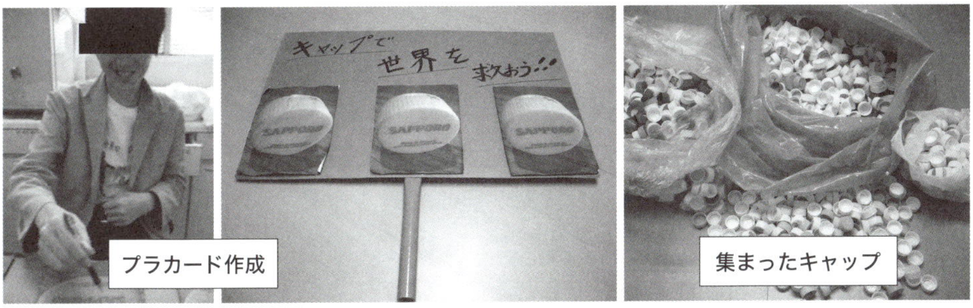

図11 キャップを集める活動の様子

低下がうかがえました．環境因子では，家族は非常に協力的で，家族会などにも参加し，障害に対する理解もある方でした．個人因子では，自分の障害について説明することができ，非常に温厚な性格で，調子が良いときは周囲に気を使う場面も見受けられました．そこで，B氏には活動に参加し続け得る耐久性が必要と考えました．そのためには何か「役割」をもってもらうことで，活動に自発的に参加し，その結果として耐久性が向上するのではないかと考えました．

介入

集団療法（第10章　集団リハビリテーションプログラム「羅心版」参照）の「やりたいこと」を話し合うプログラムでは，B氏は「①世界に貢献したい」「②ピアノで一曲作りたい」「③陶芸をしたい」を挙げ，それらについて参加しているほかの当事者，家族，スタッフなど皆で話し合いました．②に対し，「ピアノは高額なので楽器屋へ行きピアノに触れることで意欲を高める」や，「作曲を教えてくれるピアノ教室を調べる」などのアドバイスが参加者から挙がり，③に対しては，「陶芸の展覧会を見に行く」や「陶芸教室に体験入学をする」などの意見が挙がりました．その中からB氏は，最も過酷な課題であろう①に対し挙がった「ペットボトルのキャップを集めてワクチンに変えることができる」という意見を選択しました．本人の意思を尊重し，翌週の作業療法では，個別療法にてその課題への取り組みを開始しました．

まずは，どうすればペットボトルのキャップが集まるかをB氏と一緒に考えました．そのなかで，B氏は「宣伝をしたほうがよい」と，プラカードづくりを提案しました．材料はその場にあった段ボールや棒などを組み合わせ工面し，プラカードに書くキャッチフレーズもB氏に考えてもらい，最終的に「キャップで世界を救おう!!」に決定しました．このように可能なかぎりB氏の意見を尊重し，作業療法士はその意見をまとめ，次のステップへ進んでいくようにかかわりました．

実際のプラカードを作る作業もB氏に行ってもらい，完成したものを集団療法の場で皆に報告しました（図11）．

> 結果

　集団療法に参加した際は，そのつどプラカードを持ってアピールすることで，結果として2万個以上のキャップが集まりました（**図11**）．溜まったキャップを指定の収集所に持っていくと，累積結果がインターネットに掲載されるため，B氏はそれを楽しみに活動を続けました．その後，B氏が通っている作業所にもポスターを貼りたいとの訴えがあり，ポスターを作成するなど，活動の場を広げていきました．「人の役に立つ仕事がしたい」などの発言もみられるようになり，自主的に活動に参加することができるようになりました．

◆　◆　◆

症例A　代償手段を獲得し活躍の場を広げよう

> 一般情報　「評価」から「解釈」「治療目標・プログラム立案」まで

　A氏の一般情報収集と評価については前述（→46～50頁）」を参照して下さい．
　再掲すると，評価結果より，A氏は，記憶障害や遂行機能障害などの全般的な高次脳機能障害に加え，道順障害により道に迷う症状が出現していることが考えられました．また，環境因子として目的地がそのつど変わる点や，個人因子としてコミュニケーションに自信がないため人に道を尋ねられない点などが加わり，目的地へたどり着けない状況となっていました．そこで，作業療法では「一人で目的地へたどり着くこと」を目標に，携帯電話のGPSを用いた代償手段の獲得と，「人に聞く」というコミュニケーション能力の獲得を目指し，介入を行いました．

> 介入

　まず，一般的な携帯電話のGPSを用い，代償手段の獲得を試みましたが，GPSの性能自体がまだ不十分で，目的地周辺で案内を終了してしまうこともありました．また，A氏は遂行機能障害があり，携帯電話の操作に不慣れな様子が見受けられ，実用的ではありませんでした．そこで，道順障害の代償方法に準じて，各ランドマーク間の直進のみで目的地へ導く地図を考案しました[8]（**図12**）．Googleストリートビュー®を応用し，ある一つのランドマークから実際に見える角度で次のランドマークの写真を取り込み，順に最寄駅-目的地間の地図上に貼り付けていきました．加えて，曲進の言語的教示をつけ，この地図を手に，各ランドマーク間の直進と，言語的教示にならった曲進を繰り返すよう練習をしました．そして，A氏と家族に地図の作り方を伝え，自宅でも同様に地図を作成できるようにしました（**図13**）．
　また，コミュニケーションに関しては，集団療法の見学者に協力してもらい，実際に道を聞く練習を行いました（**図14**）．各スタッフからのフィードバックで，「笑顔がよかった」「親しみやすかった」などの感想をもらうことでさまざまな経験を積み，その中でうまく行えたことに対しては，作業療法士がポジティブにフィードバックを行

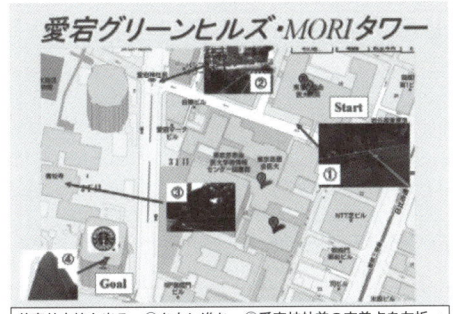

図12 Google ストリートビュー®
を応用して作成した地図
実際に見える風景を PC より貼り付け，
言語情報による教示も加えた

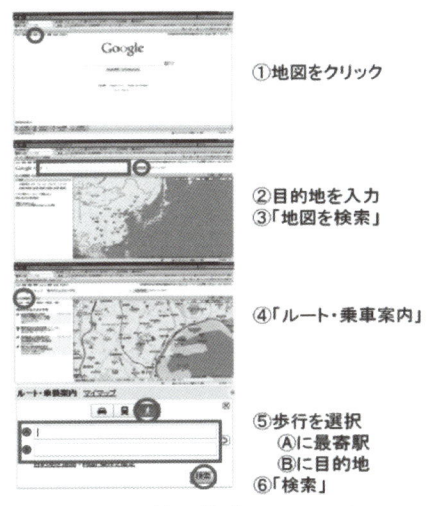

図13 地図作成マニュアル

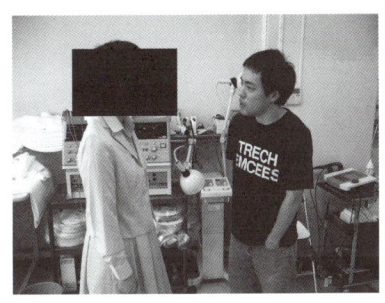

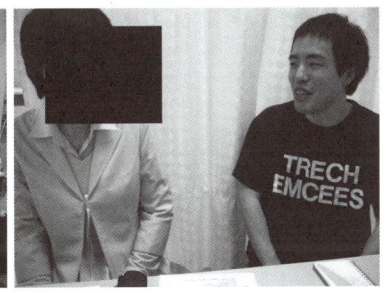

図14 見知らぬ人に道を尋ねる練習風景

い，自信をつけていきました[11]．これらの経験を通して，本人より「結構話せるかもしれない」「できる気がしてきた」と前向きな発言が聞かれるようになりました．並行して，道順障害に対する代償ツール訓練も行い，実際に目的地へ一人で行ったという成功経験も積んでいきました．

結果

　作成した地図や携帯電話の GPS の活用，また，人に道を尋ねるなど手段を使い分けることで，初めて行く遠方のホールであっても，一人で目的地へたどり着くことができるようになりました．現在は，一人で宿泊し，演奏を届けるという次のステップへと進み，挑戦は今も続いています．

◆　◆　◆

症例 C　実際の現場を想定し環境調整を行おう

> 一般情報

　30代，男性．以前の職業は小児科医．主訴は「小児科医の仕事に戻りたい」でした．原疾患は多発性脳梗塞であり，著明な身体障害は認めませんでしたが，ADL は家族のサポートを受けながらの生活でした．主な症状が，易疲労性，記憶障害，遂行機能障害で，集団療法のプログラム（第10章を参照）に参加後，見学生として当院リハビリテーション科に在籍し，医師監視の下，外来患者の血圧測定業務を開始してもらうと同時に，作業療法の介入を開始しました．

> 「評価」から「解釈」「治療目標・プログラム立案」まで

　評価では血圧測定場面の観察から行いました．血圧測定業務の具体的内容は外来患者が測定した血圧をカルテに記入し，カルテを指定場所に返却するというものでした．

　実際の観察からは，いまひとつ自分のすべき業務内容が理解できていない様子でした．記憶障害によりスタッフから言われた内容を覚えられず行動の修正が困難であったり，遂行機能障害により臨機応変な対応ができず，血圧が通常よりも多少高い患者の測定を40分間続ける場面も見られました．また，午後になると疲労してしまい，椅子に座ったまま寝ている様子が見受けられました．それに加え，環境面では，人通りの多い場所に血圧測定器が設置されていたため，刺激が非常に多いこと，またカルテを返却する棚の設置位置が毎日変わる（そのため，場所を覚えられない）などの問題点も挙がりました．スタッフからカルテの返却場所に関して何度も指示が出されていましたが，それを手帳に記入するなどの代償手段も身についておらず，スタッフも感情的な対応になってしまっている状況でした．

　しかし，C氏は，コミュニケーション能力が高く，非常に親しみやすい性格である，自己認識が非常に高く「僕は記憶障害があって覚えられない」と周囲に説明することができる，自分で判断できないことは勝手にしない，などの長所も多々ありました．そこで，作業療法では，環境面の調整と，行うべき業務内容を明確にし，「一人で血圧測定業務を行えること」を目標に介入を開始しました．

> 介入

　まずは物的環境の調整から開始しました．カルテを返却する棚の設置位置が毎日変わっていたため，設置場所を決め，それを写真に撮って見えるところに掲示することで設置場所を共有し，環境の統一を図りました．また，C氏はカルテに日付を記入する際，日付を間違えることがあったため，スタンプを導入し，ミスの軽減を図りました（図15）．

　次はC氏本人への介入を行いました．行うべき業務内容を区分し（図16），区分化した作業を一つひとつ写真に収めて提示し，明確にしました（図17）．業務内容は，

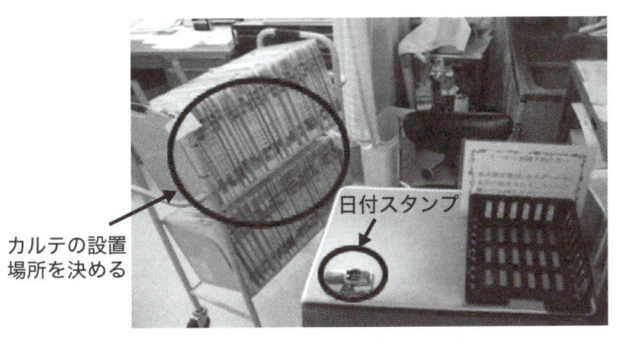

図15 環境調整（環境の統一）

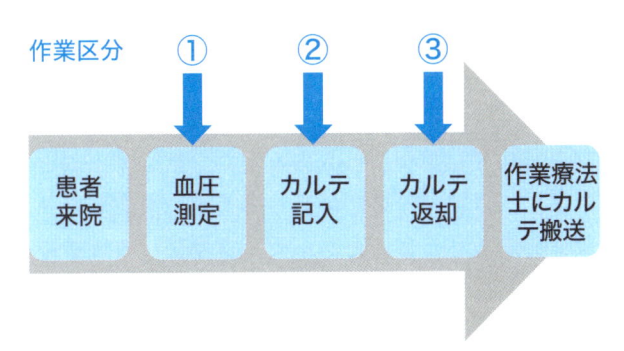

図16 行うべき業務内容の流れを①〜③に区分

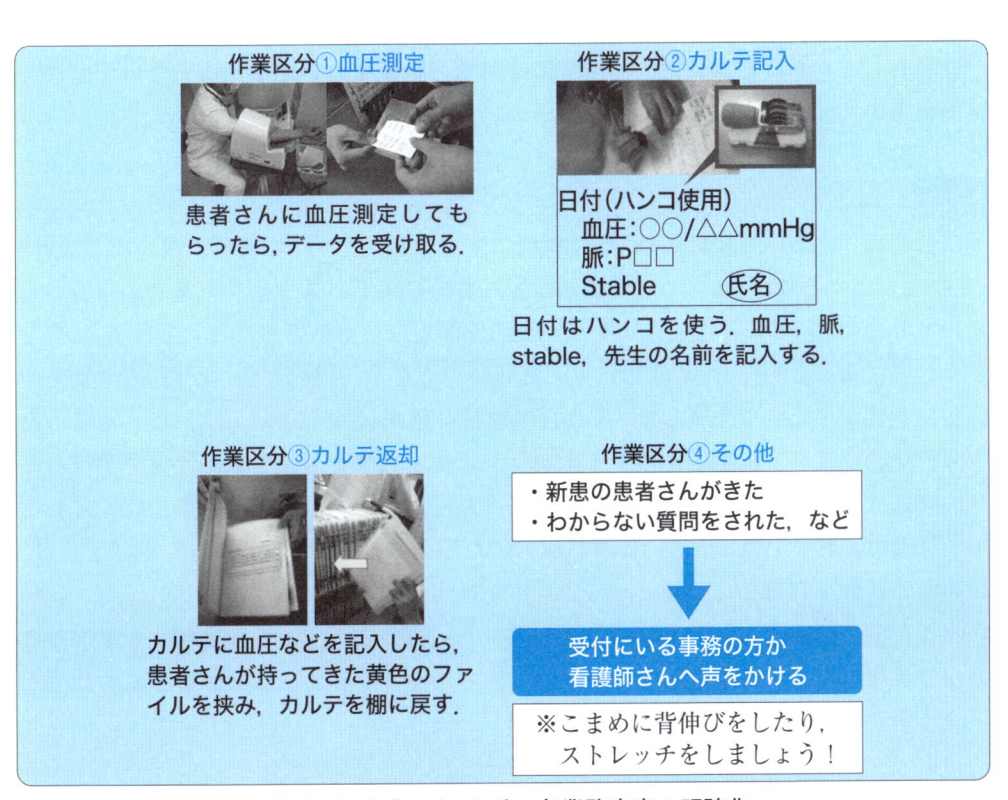

図17 区分化したC氏の各業務内容の明確化

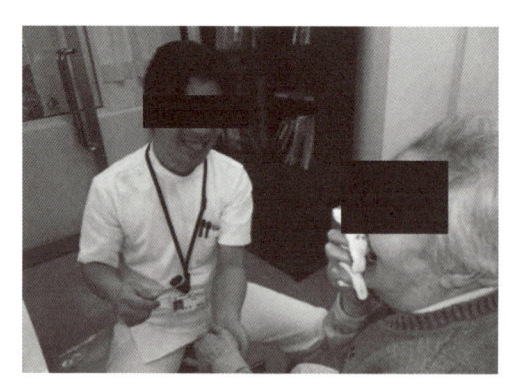

図18 地元病院での勤務時のC氏の様子

「血圧を測定し,カルテに記入し,カルテを指定の場所に返却する」であることを確認しました.業務内容を忘れてしまうこともあるため,机に貼ることですぐに確認できるようにしました.また,日付のミスを軽減するために設置したスタンプですが,当初はスタンプの日付を間違えていることも多く,業務後にカルテを再度出して修正することがあったため,毎朝日付の確認をすることから開始するようにしました.加えて,「患者さんに質問をされた」など困ったときの対応方法について話し合ったり,易疲労性に対して,定期的にストレッチを一緒に行ったりなどの対応を行いました.

最後に人的環境への介入を行いました.一緒に働く外来のスタッフに物的環境の統一を徹底してもらうと同時に,高次脳機能障害の特徴についてや,口頭だけではなくメモに書いて渡すという指示の出し方についても,具体的に周囲に伝えました.

結果

はじめは「臨機応変な対応ができない」「カルテをバラバラの場所に置いてしまう」「あの先生はやる気がない!」「居眠りばかりしている」とスタッフや患者から言われていましたが,徐々に「居眠りはするけど血圧測定の仕事はきちんとしている」「自分から行動することもある」「話をじっくり聞いてくれる」「親切だ」など,周りからの評価に変化が生まれてきました.週3日の勤務が週4〜5日に増えると,自ら溜まったカルテをセラピストに搬送するようになり,車椅子の患者さんの血圧測定を手伝ったり,時には小児科の子どもの話し相手になったり,患者さんの話を丁寧に聞いている姿が見受けられました.新しい仕事に取り組む際には,理解できているか確認したり,環境面の評価・調整をしたりと,時間も声がけも必要ですが,現場のリアリティに触れることで,C氏にしかできない役割を獲得し,次のステップへの足がかりを得ることができました.C氏は今,地元の病院で次のステップとして,医師としての仕事がスタートしています[12](**図18**).

高次脳機能障害のリハビリテーションの流れ―〈再評価〉

「介入」を行い，一定期間が経過したのちには「再評価」を行います．高次脳機能障害は非常に長い経過をたどるため，定期的な「再評価」が不可欠です．これまでを振り返り，「何を目標にリハビリテーションを行うのか？」を当事者と家族の考えをふまえてあらためて話す必要があります．一人で抱え込まずに社会資源などの利用も視野に入れながら，次のステップに進めていきます．

おわりに

本章では，高次脳機能障害のリハビリテーションについて，ポイントを挙げながら述べました．特に「評価」では，背景因子（環境因子，人的因子）の重要性にふれ，広い視野で捉えることの大切さをお伝えしました．また「介入」では，枠にとらわれずに，テイラーメイドのアプローチを行う必要があるため，症例を多く紹介し，各症例の具体的なアプローチを提示しました．

高次脳機能障害は「見えない障害」といわれ，当事者と家族の生活のしにくさは，臨床場面で当事者・家族とに接することでこちらにダイレクトに伝わってきます．自分の感じる不満や不安，つらい体験などを一時間話し続けて帰る方もいます．その訴えに私はなるべく耳を傾けるようにしています．それだけ社会では受け入れられる機会が少なく，歯がゆい思いをしているのだと感じるからです．一度の作業療法で多くのことを変えることは難しくとも，「何か少しでも変化をもたらせたい」との思いで臨床をしています．つらい思いをたくさん聞いても，そのなかで一つでも楽しい話が聞けたら，その部分を伸ばしていきたいと思うのです．

障害を負ってしまったという気持ちは，到底私たちにはわかりません．「あの事故に遭わなければ…」「あの場所に行かなければ…」と，いまだに後悔の念に苛まれている方もたくさんいます．その状況から一歩でも「前へ」進めるサポートをするのが高次脳機能障害の方に対する作業療法であると思っています．障害を負ったことで，パラリンピックでメダルを獲得した方もいますし，家族と再び向き合う機会を得た方もいます．障害を負うことでその方にしかできない「新たな役割」を獲得し，新たな人生を歩み始める方もいます．高次脳機能障害になってしまったことを嘆くよりも，障害を負ったことで出会った人々に感謝することができ，自分の新たな側面を見いだし，プラスの方向へベクトルを変えていくことができれば，ゴールはかなり近くにあると思います．その手助けこそが我々の「役割」だと思います．当事者，家族に寄り添いながら，リハビリテーションの力を発揮していきましょう！

引用文献

1) 障害者福祉研究会（編）：国際生活機能分類（ICF）―国際障害分類改定版．中央法規出版，2002.

2) 佐藤久夫：障害構造論入門―ハンディキャプ克服のために．青木書店，1992．
3) 粳間 剛，安保雅博：高次脳機能障害とその症状に対する「治療的環境」．綜合臨床 59：2141-2142，2010．
4) 坂野雄二，東條光彦：一般性セルフ・エフィカシー尺度作成の試み．行動療法研究 12：73-82，1986．
5) 祐宗省三，ほか：社会的学習理論の新展開．金子書房，p103-141，1985．
6) 坂野雄二，前田基成：セルフ・エフィカシーの臨床心理学．北大路書房，2005．
7) 坂野雄二：認知行動療法．日本評論社，1995．
8) 石川 篤，ほか：地誌的障害を呈した症例に対する代償手段獲得の取り組み―Google ストリートビューを用いた地図作成の試み．日本作業療法学会誌 45，抄録集 2011（CD-ROM）：p26025．
9) 粳間 剛：高次脳機能障害における MRI・SPECT 診断．MB Med Reha 132：143-151，2011．
10) 高橋伸佳：高次脳機能障害のすべてⅣ．高次脳機能障害各論 5．失認 D．地誌的見当識障害．神経内科 68：374-379，2008．
11) 石川 篤，ほか：作業療法における認知行動療法―高次脳機能障害に対する集団を用いたセルフ・エフィカシーへのアプローチ．MB Med Reha 138：91-97，2011．
12) 石川 篤，ほか：就職してからが正念場．OT ジャーナル 44：1026-1027，2010．

6 高次脳機能障害者の心理

医療法人巖心会　栃内第二病院

山舘　圭子

◘ はじめに―Aさんの紹介

　くも膜下出血で入院中のAさんは，後遺症として左半側無視の症状があるため，左側にある物に気づくことができません．そのことにより，Aさんが見舞われる困難はどのようなものでしょうか？　たとえば左側にある水の入ったカップをよく落としてベットを濡らしてしまいます．「しまった」と思い，タオルを探しても見当たりません．ようやく見つけたタオルで拭き，落としたカップを探そうとしてもどこにあるのか見当たりません．焦りばかりが募ります．カップに限らず，置いた物やさっきまであった物がなかなか見つかりません．そのため，置く場所はいつも右側と決め，指差し確認をして置いた場所を再確認し，見落とさないよう細心の注意を払っています．そのくらい気をつけているのに，ちょっと目を離したり，体の向きを変えたりするとわからなくなってしまいます．ある日，他の入院患者さんと自分の左手がぶつかり，「痛い」と怒られ，それからは，常に周囲に人がいないか確かめるようになりました．失敗しないよういつも緊張しているため，とても疲れてしまいます．夜は失禁が気になってなかなか眠ることができず，夜中，目が覚めると寂しさと不安で何度も家に電話をかけます．そのため，いつも頭はぼんやりして考えがまとまらず，簡単な事の判断もなかなかできません．朝，看護師に「顔を洗って着替えてください」と声をかけられても，「服を着替えるのと顔を洗うのは，どっちを先にしたらいいの？　はっきり言って」とイライラして声を荒げてしまいます．また，同じ事を何度も聞いたり，気になる事があるとほかの事は手につかず，すぐに解決しないと気が済みません．自分でもおかしな行動だとわかっていてもどうすることもできません．思うようにできない自分が情けなく，自信はどんどん失われてきます．
「先生，私はどうなってしまったの？　どうしたらいいの？　これからどうなるの？」涙ながらに私に問いかけました．

◘ 高次脳機能障害になる前の人生

　Aさんは，仕事熱心で責任感があり，現場のトップとして働き，定年後，第二の仕

事をしていました．やや心配性ですが，頭の回転が速く，何でも自分で決めて行動し，奥様を大切にしていた男気のある優しい方です．Aさんは，高次脳機能障害になり，心配性が強くなりました．何でも自分でできていたのに，今は一人でできるという自信がなくなり，何事に対しても不安が生じるからです．不安な気持ちを何とかしようと奥様に頼ります．奥様もAさんの不安な気持ちを察し，否定せずに対応します．入院当初は，イライラも強く，目の前の事や自分のことしか考えられなかったAさんは，理解してくれる奥様の存在と症状の回復により，少しずつ一人でいられる時間も長くなってきました．

　高次脳機能障害者は，障害を抱える前まで，それぞれの人生を生きています．一人ひとりパーソナリティが違うように，仕事や趣味，家族や友人関係，価値観や生きがい，ライフスタイルもさまざまです．特にその方を支える家族など身近な方との人間関係は重要です．

　もし，Aさんと奥様の関係が良好でなければ，Aさんは頼るべき人がなく，より不安が強くなっていたでしょう．また，奥様がAさんの不安な気持ちに気づかず，叱咤激励していたら，Aさんの心配性はもっと強くなっていたでしょう．強い心配性が続けば，より日常生活での緊張度は増し，易疲労性が高くなり，リハビリテーションに対するモチベーションは低下し，回復にも影響を及ぼすことになります．

　このように，高次脳機能障害の回復には，現在の認知機能に加え，もともとの認知機能，パーソナリティ，家族や友人との人間関係のほか，問題解決のためのスキル，自身の障害の捉え方，情動反応，価値観，障害や介護に対するイメージ，そして周囲の対応などさまざまなファクターが影響を及ぼします．したがって，高次脳機能障害者を理解するためには，障害を抱えた一人ひとりの生き方を理解することが必要です．

高次脳機能障害と発達の段階

　高次脳機能障害は，人生のさまざまな時期に起こり得ます．人間の脳は，21歳までに特定の技能や能力が発達する成熟期を5回経ながら発達します．子どもの高次脳機能障害の場合，損傷後に獲得する新たな知識や技能，社会性などの発達にも影響を及ぼすため，症状が後から顕在化してくることがあります[1]．

小学校低学年の場合

　私の経験では，小学校の低学年で高次脳機能障害になったケースは，周囲の協力も得られやすく，復学後も何とか集団の中で適応できているのですが，小学校も高学年になると，学業や精神的な発達で周囲とのギャップが生じ，中学生になるとそのギャップはさらに広がります．この時期，大人になった多くの子どもさんが「一番つらい時期だった」と後から振り返っています．教室移動では，友達のスピードについていけ

ずに取り残されてしまう，友達とうまく遊べない，いくら頑張っても覚えられない，できない，周囲にとって簡単な事が自分にはものすごく難しいなど，日々，劣等感を感じ，できない自分と向き合う時期だったと…．多くの子どもさんは，この時期，普通学校で学ぶことの困難さを感じ，卒業後は，特別支援校へ進学しています．そこで，障害を抱えながら生きている仲間と出会うことで，自分は一人ではないという安心感と安心して付き合える仲間との出会い，障害を理解してくれる先生との出会いから，背伸びせざるを得ない生活から一転し，楽しく日々を過ごすようになっています．多くの子どもさんが，「この時期がとても楽しく，その後の進路につながる重要な時期だった」と後から語ってくれています．障害を抱えてどのように生きればいいかのモデルがないなかでは，自分の今後の人生を決めることはできません．特別支援校で，自分の障害に合った適切な就労施設や職業能力開発校等の選択肢，同校を卒業した生徒たちの生き方を見たり，仲間の存在によって自分の進むべき方向性が見えてきたのだと思います．

▶▶ 高校生，大学生の場合

　一方，高校生や大学生は，自分の進路先や就職先など，これからの自分の将来像が何となく決まりつつある時期です．そして，エリクソンの発達段階によれば，人生のライフサイクルでは前青年期にあたり，アイデンティティを確立する重要な時期とされています．この時期にアイデンティティがうまく確立できないと自己肯定感や自己有能感が得られず，アイデンティティの危機に陥りやすいといわれています．その時期に高次脳機能障害になるということは，進路選択までの時間的な余裕がないうえ，障害を抱えてどのように生きていくかのモデルもないため，自身方向性もわからないことが多く，本人のみならず家族や教師たちも困惑します．部活に一生懸命だった学生が部活ができなくなる，進学を志し，日々，勉学に励んでいた学生が授業についていけないなど，その人にとってのやりがいのある事や大切にしていた事，自己有能感が得られていた事ができなくなる．そして，友人と一緒に遊べないということは，大きな喪失体験となり，抑うつや意欲低下を引き起こしやすくなります．また，若いとそれまでに喪失体験をまだ経験していない場合も多く，心理的な危機をどのように乗り越えるのかがその後の人生においても重要になります．

▶▶ 成人の場合

　成人の場合は，家庭では父親，会社では役職，趣味はゴルフで休日は仲間と楽しむなど，いくつかの役割や社会的地位，おのおののライフスタイルをもって生きています．この時期に高次脳機能障害になることは，その人が担っていた役割や仕事，責任を周囲の人が代行するなど，自身のみならず，家族や職場，その人を取り巻く多くの人にも影響を及ぼします．仕事をしている人は，仕事を辞めざるを得なくなったことで，収入や社会的地位，居場所や生きがい，職業に対する誇りやプライドなど，さま

ざまなものを喪失します．また，それまでの人生のなかで作り上げてきた生きがいや楽しみ，家族や仲間との人間関係，自己肯定感や自己有能感等を失うことで，アイデンティティが揺らぎます．そのため成人では障害を抱えた自己とどのように折り合いをつけてアイデンティティを再獲得していくかが大きな課題となります．

このように，人生のどの時期においても，高次脳機能障害になるということは，機能や能力を喪失するだけではなく，居場所や人間関係，アイデンティティなどさまざまな事に影響を及ぼす心理的な危機に直面することなのです．この危機をうまく乗り越えられないと二次的精神症状として，抑うつやパニック障害を引き起こしてしまいます．いったん，精神症状を引き起こすと回復にも時間を要することから，二次的精神症状を引き起こさないことが大事です．

気づきと喪失

Aさんは，入院当初は周囲の対応によく怒っていました．時間の経過とともに，思うようにいかない原因は，左側の空間に気づけないこと，自分で問題を解決できないことなど，徐々に自分の障害によることに気がついてきました．気づくことで，以前の自分との違いが明らかになり，この状況がいつまで続くのか，不安が募り，できない自分を情けなく感じ，何でもできていた自分と今の自分とのギャップにつらさが募ってきました．

受傷直後や高次脳機能障害を発症したばかりの頃は，多くの人が自分の状況がよくわからず，現実に起こっていることを十分に理解できません．その後，覚醒レベル，易疲労性の回復に伴い，自分の状況が少しずつわかるようになります．
「気づき」には，何かおかしいと漠然と思う段階から現実がわかる段階まであり，時間の経過とともに自分の状態や周囲の状況への気づきは変化していきます．

気づいて，また失う

高次脳機能障害の当事者であるカーラさん[2]は，受傷後，何となくおかしいことは感じていましたが，失敗を繰り返すことで徐々に障害があることに気づいていったこと，ただ，自分自身でさえ障害があることを怖くて認められなかった，と著書で言っています．このように障害に気づくということは，不安なことなのです．
山田さん[3]は，高次脳機能障害になっても性格や好み，今までの「私」という自意識は変わらないものの，日々，普通の事を普通にできる自分はいなくなったという認識と共に生きていると言っています．また，クローディアさん[4]は，脳外傷後，以前の自分が得意としていた事や好きな仕事ができないことは，とても深い悲しみであり，自分自身を喪失することであると言っています．このように，自分の障害など現実の状

況に気づくことは，機能や能力低下にとどまらず，自尊心やアイデンティティなど様々な事の喪失感を伴うつらいことでもあるのです．

▶▶ 失って，また前進する

　また，なかには，自分の状況に気づくことができないという自己意識性の障害がある方もいます．自己意識性の障害がある場合は，時間が経過しても病識を獲得することはできません．しかし，そのような方でもうまくいかない，何となくおかしいことに周囲の反応や行動の結果から気づくことがあります．しかし，自分が変化したことに気づけないため，周囲とトラブルになることもあります．私たちは，高次脳機能障害者の一人ひとりの症状を正しく理解することと，障害によってもたらされる喪失体験にも目を向ける必要があります．

◆ 行動には必ず理由がある

　Aさんは，退院後，入れ歯を作り直すことにしていました．しかし，食事の時に入れ歯がうまく合わず，気になって仕方がありません．「明日，歯科に行って治してもらう．」と言い出しました．Aさんが退院後に入れ歯を作り直す予定があること，奥様の仕事の都合を私が伝えると，いったんは納得したかのようにみえましたが，今度は「作り直すのではなく，修理するだけ．どうしても落ち着かないから」と言いました．結局，奥様と週末に歯科に行き，入れ歯の件はそれで落ち着きました．しかし，それから間もなく，皮膚のかゆみを訴え，今度は皮膚科を受診をしたいと言い出しました．

　高次脳機能障害になると，情報処理能力が低下し，以前に使っていた対処法が使えなくなるなど，判断能力や問題解決能力が低下します．

　注意の転換ができないため，一度ある事が気になるとその事を頭から引き離すことが難しくなります．自分で対処不能であれば，抱えている問題は大きく困難に感じられます．そして困難な問題は人を不安にさせます．その結果，誰かに解決してもらわなければ気がすまなくなり，依存や固執，抑制のない行動につながるのです．Aさんの困った行動の背景には，心配性に加え，不安と一人で問題を解決できないということがあります．

　ですからこうした行動を抑制のない行動と否定するのではなく，行動の背景にある思いや感情，そして高次脳機能障害の症状を理解することが大切です．

　その後，Aさんは，最初は自分が気のすむように気になる点を解決していきましたが，自分は次々と心配の種が出てくることや，自分にとって重大と思っていたこともそうではなかったことに少しずつ気づいていました．そのような「気づき」の経過のなかで，気になる事はまず病院スタッフや奥様に相談し，大丈夫と判断された事に対

しては，様子をみることができるようになり，徐々に落ち着いた行動がとれるようになってきました．

　Prigatano[5]は，脳損傷後の高次脳機能障害者は，今の状況を何が起こっているのかわからず，どうしたらいいかがわからない混乱状態にあると述べています．高次脳機能障害者への対応では，混乱を助長しないことが大切です．混乱を安心に変えるためには，なるべく行動を抑制したり，否定せず，本人の思いを理解しながら状況を整理し，具体的な問題解決法を提案し，有効な方法は繰り返し意識化させることが必要です．

◆ 高次脳機能障害者は頑張っている

　近年，高次脳機能障害の当事者が手記を出版し，自身の体験や思いを講演する機会が増えてきました．そのお陰で，当事者たちがどのような体験をしているのかが少しずつ私たちにもわかるようになってきました．

　前述のカーラさん[2]は，自分をまともに見せようと舞台裏でとんでもない準備をしていること，クローディアさん[4]は，簡単な行動をとるときでも並外れた努力が必要であると述べており，高次脳機能障害があると日々の生活は並々ならぬ努力の連続であることが著書からわかります．

　支援に関わる医療職者は，当事者たちがいつも頑張っていることをきちんと理解しなければなりません．そして，高次脳機能障害者は，努力しているから疲労性が高くなり，疲労した頭ではますます問題解決能力は低下し，うまくできない自分に気づき，自尊心を失うという状況に陥っていることも理解する必要があります．

　努力をしているのに思うようにできない，できないことを周囲からも指摘され，周囲から理解されないことが続けば，誰でも自信を失くし，意欲が失われてしまいます．私たちは，当事者の不安を軽減し，自尊心を高めていくために，当事者のうまくできている事，できるようになった事，頑張っている事などのポジティブな点を積極的に伝える必要があります．

◆ 自分らしく生きていくために

　人間は，誰しも自分の人生を自分らしく生きていきたいと願っています．マズローは，自分らしく生きていきたいと成長しつづける欲求を自己実現とし，欲求段階説を説いています．人は，下位の欲求がある程度満たされると，より上位の欲求が生じ，自己実現を目指すというものです．図1は，廣瀬ら[6]がマズローの原典に基づき作成した欲求の階層図です．

　マズローは，欲求を充足するためには，「自由・正義・秩序」が保たれ，「挑戦」で

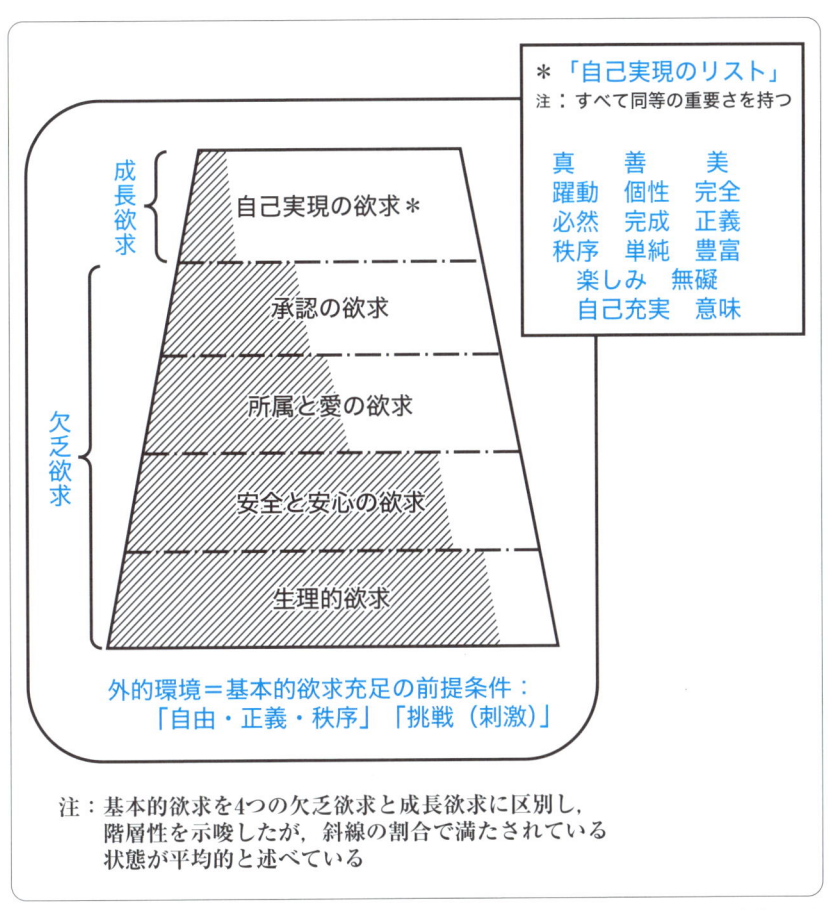

```
┌─────────────────────────────────────────────────────┐
│                                                     │
│         ╱╲              ┌──────────────────┐        │
│    成  ╱  ╲ 自己実現の欲求*  │ *「自己実現のリスト」 │
│    長 ╱////╲            │ 注：すべて同等の重要さを持つ │
│    欲╱─────╲            │                  │
│    求╲承認の欲求╱        │  真    善    美   │
│      ╲//////╱           │  躍動  個性  完全 │
│       ╲───╱             │  必然  完成  正義 │
│    欠 ╱所属と愛の欲求╲    │  秩序  単純  豊富 │
│    乏╱//////////╲       │    楽しみ  無礙  │
│    欲╲─────────╱        │    自己充実  意味 │
│    求 ╲安全と安心の欲求╱  └──────────────────┘
│       ╲/////////╱                               
│        ╲───────╱                                
│         ╲生理的欲求╱                             
│          ╲///////╱                              
│           ╲─────╱                               
│                                                     │
│    外的環境＝基本的欲求充足の前提条件：              │
│        「自由・正義・秩序」「挑戦（刺激）」          │
│                                                     │
│    注：基本的欲求を4つの欠乏欲求と成長欲求に区別し， │
│       階層性を示唆したが，斜線の割合で満たされている │
│       状態が平均的と述べている                       │
└─────────────────────────────────────────────────────┘
```

図1　マズローの基本的欲求の階層図（廣瀬他「マズローの基本的欲求の階層図への原典からの新解釈」聖路加看護大学紀要 35, 35頁より引用, 2009）

きる外的環境が前提条件として必要であり，社会環境の重要性を説いています．その上で，愛と承認欲求がある程度満たされた時に，初めて自己実現の欲求が生じると考えています．また，自己実現には，低次の欲求からより高次の欲求へと向かう欠乏欲求と階層性を持たない成長欲求とがあり，両者は本質的に異なる欲求とされています．成長欲求は，真実，善あるいは美を追究する欲求や，楽しみや自己充実への欲求などさまざまあります．それは一人ひとりの多様な価値観に基づく欲求です．ある人は，スポーツでより高みを求めたパフォーマンスを追求することが自己実現に繋がることもあれば，研究の完成を目指すことが自己実現に繋がることもあります．このように自己実現は，画一的ではなく，一人ひとりが自分らしく生きていくために必要な欲求であり，そのため，自己実現を目指すためのリストは，全てが同等な価値をもつとされています．

　すなわち，以上のように自己実現には，自己実現を目指すための環境，そして愛し，

愛される仲間や人に認められるなど，良好な人間関係を築くことが必要なのです．高次脳機能障害者は，思うようにならない苛立ちや不安，周囲の人からわかってもらえないつらさや孤独感を抱えます．いくら本人だけがんばろうとしても，それを受け入れる環境が整わないと達成することはできません．高次脳機能障害者が，再び自分の人生を歩んでいくためには，その思いを周囲が理解し，良好な人間関係を築いていくことが何よりも重要です．

『オレンジクラブ』は，自己実現を目指す集団認知プログラムです．オレンジクラブでは，ポジティブな場を作るためのルールを明示することで，秩序を保ち，自分の意見や考えを自由に話すことを保証した中で，自己実現に向けて挑戦できる場を提供できるよう配慮しています．その中で，当事者が障害を抱えながら前向きに生きている仲間と出会い，そのなかで自分のやりたいことを見つけ，それを達成するための方法を自己決定し，実行することで周囲から認められ，自信をつけていくことができると考えています．そして，その姿は，同じ障害を抱える人たちのモデルになります．誰もが自尊心をもち，自分らしい人生を生きていくことが望まれます．

◆ おわりに

Aさんは，退院時に，「先生，入院している人は，みんな同じようにつらくて不安で情けない気持ちでいると思います．死んだほうがましと思ったことも何度もありました．私の場合，妻が生きていてくれるだけで十分と言ってくれたことが，私を変えました．この障害になって妻に迷惑をかけてばかりだから，これからはもっと妻を大切にしてきたいと思います．私と同じような思いを抱いている人がいたら，私の話をしてあげてください．そして，ちょっと元気じゃないけれど，大事な妻と二人三脚で頑張って生きています．と伝えてください．」と私に言いました．

Aさんと奥様は，病前から強い信頼関係で結ばれ，障害があっても二人の絆は変わりませんでした．障害を抱えた自分を理解し，受け入れてくれる奥様がいたからこそ，Aさんが再び前向きに生きていこうと思えるようになったと思います．

私たちは，高次脳機能障害者に対し，障害や症状を理解するだけではなく，当事者の思いや感情に目を向け，その方自身をわかろうとする姿勢が必要です．そしてできない事や失ったものにだけに着目するのではなく，その方ができている事，上手くできた事，頑張っている事などポジティブな事を積極的に見つけ，フィードバックすることが大事です．

私たちが，当事者のポジティブな事を認めることで，高次脳機能障害者自身が，障害を抱えた自分自身を受け入れることができるようになり，今の自分に合った自分なりの生き方を進んでいけると思います．

また，障害を抱えながら生きている人と出会うことも重要なことです．同じような

思いを抱えている仲間たちとの交流や生き方のモデルとなる人と出会い，お互いに高め合う経験をするなかで，少しずつ障害との折り合いをつけ，自分の進むべき方向性が見いだされてくるように思います．

誰もが自分の人生が変化することを受け入れるためには，ある程度の時間が必要です．医療で行われるリハビリテーションは，ますます日数制限され，早く治療結果を出すことが求められています．医療の中で患者さんとスタッフが，お互いにじっくり向き合い，障害を抱えた人生をどのように生きていくかということに時間をかけることができないまま，在宅生活を迎えなければならないのが現状です．

ますます，地域支援のウエイトが大きくなる昨今，望まれる支援は，安心・安全な環境の中で，お互いが良好な人間関係を築き，自分らしく生きていくことをサポートすることだと思います．そのために必要なのは，当事者一人ひとりの行動の背景にある思いや感情を周囲が理解し，共に成長し，自己実現できる場を積極的に提供することではないかと考えています．

引用文献

1) Chapman SB：Neurocognitive stall：A paladox in long term recovery from pediatric brain injury. Brain Inj Prof 3（4）：10-13, 2007.
2) Kara L. Swanson（著），ニキ・リンコ（訳）：目印はフォーク！―カーラの脳損傷リハビリ日記．クリエイツかもがわ，2008.
3) 山田規畝子：高次脳機能障害者の世界―私の思うリハビリや暮らしのこと．協同医書出版社，2009.
4) Claudia Osborn（著），原田 圭，草鹿佐恵子（訳）：オーバーマイヘッド―脳外傷を超えて，新しい私に．クリエイツかもがわ，2006.
5) George P. Prigatano（著），中村隆一（監訳）：神経心理学的リハビリテーションの原理．医歯薬出版，2002.
6) 廣瀬清人，菱沼典子，印東桂子：マズローの基本的欲求の階層図への原典からの新解釈．聖路加看護大学紀要 35：28-36, 2009.

参考文献

・橋本圭司：生活を支える高次脳機能リハビリテーション．三輪書店，2008.
・McKay Moore Sohlberg, Catherine A. Mateer（著），尾関 誠，上田幸彦（監訳）：高次脳機能障害のための認知リハビリテーション―統合的な神経心理学的アプローチ．協同医書出版社，2012.
・立神粧子（著），Yehuda Ben-Yishay, 大橋正洋（監）：前頭葉機能不全 その先の戦略―Rusk通院プログラムと神経心理ピラミッド．医学書院，2010.
・渡辺俊之，本田哲三：リハビリテーション患者の心理とケア．医学書院，2000.
・山舘圭子：家族のための心理教育．中島恵子（編著）：高次脳機能障害のグループ訓練．三輪書店，137-149, 2009.
・山舘圭子：家族支援の実践．地域リハ 6：773-776, 2011.

7 高次脳機能障害者の家族支援

横浜市総合リハビリテーションセンター 医療部機能訓練課
野路井 未穂

◆ はじめに

　当事者を支える家族にも支援が必要なことは，先行文献などですでに報告されています．私も，その必要性を強く感じながら日々，家族支援をしています．ただ一時期，「ご家族に高次脳機能障害について説明したいのに（病院に来てもらえない）」「ご家族に，何度も同じことを伝えているのに（行動に移してもらえない）」などと，思い悩んだころがありました．今振り返ってみると，当時の私の支援は"支援者目線の一方的な支援"だったように思います．そのような私に，「家族支援は，家族のための家族支援にすべし！」と教えてくれたのは，やはり当事者のご家族でした．

　この章では，私が実際にご家族から教えていただいたことをヒントに，家族支援に役立つエッセンスをいくつか紹介したいと思います．

◆ 二つのストレス

　家族が抱えるストレスは，大きく「突然の変化で生じるストレス」と「暮らしの中でのストレス」の二つに分けることができます．

▶▶ 突然の変化で生じるストレス

　身内が病気や事故により生死をさまようという体験，そしてそれを契機に身内が以前と大きく変わってしまったという体験は，家族にとって衝撃体験です．それによって家族の中の「まあ，何とかなるだろう」という感覚（自分，身近な人，そして世界に対する信頼感）は，大きく揺らぐようになります．具体的には，「これからどうなってしまうのだろう」と不安になったり，「私には解決できない」と事の重大さに圧倒されたり，さらには「なぜ私の家族だけが」と孤独を感じたりと，落ち着かない状態が続きます．家族の中には「退院する頃には，元の状態に戻れる」と思うことで，何とか心のバランスを保とうとされる方もいらっしゃるかもしれません．そのような家族に支援者としては，精神面を中心にサポートしていきたいところですが，実際は手術や退院の手続きなどで，気がつくと支援者は家族に対し"支持的"のつもりが"指示

的"になってしまっていることが多いかもしれません．

Aさんの場合

　専業主婦のAさん．3週間前に夫が脳梗塞を発症しました．それまでは家計や複雑な手続きをすべて夫に任せていたため，突如，Aさんがすべてをやることとなり，Aさんはとても混乱しました．すべてが初めてのことで，病院スタッフや区の職員から「○×は，もうしましたか？」と聞かれるたび，Aさんは「自分は無能で主人がいなければ何もできない」と落ち込みました．ふとした拍子に病前の夫のことを思い出し，涙が止まらなくなっていました．

　支援する立場としては，ついつい「退院後に家族が困らないためにも，入院中に多くの情報をもれなく伝えておきたい」という思いから，一度に多くの情報を伝えがちですが，この時期の家族は，身内の病気や事故による突然の日常の変化によって感情が整理しきれない状態であるということ，そして家族の中には"意思決定者としての役割"を重荷に感じている方もいるということを理解したうえで，支援をしていく必要があります．

"突然の変化で生じるストレス"に対し私たちができることは？

　具体的にどう支援していくことが望ましいかを説明するにあたって，まずレジリエンスという概念を紹介したいと思います．レジリエンスそのものの定義は広く，研究者によってとらえ方が多様ではありますが，Bonanno[1]はレジリエンスを「極度の不利な状況に直面しても，正常な平衡状態を維持することができる能力」としました．そして，Ahmed[2]は，ストレスやトラウマによる脆弱性に関するさまざまな研究成果を通して，"レジリエンスを高める因子"を図1のとおり整理しています．当事者の入院中に家族面接を実施する際や，家族に初めてお会いする際などに，このレジリエンスを意識できると，家族の状態が具体的に見えてきます．

　そしてレジリエンスを意識しながら，以下の点を確認します．

> **point**
>
> 家族は，
> ☑ "身内が生死をさまよう"といった衝撃体験そのものをどのように受け止めている？
> ☑ 自分自身のことや今自分が置かれている状況をどのように捉えている？

　そのうえで，「家族が気になっていること」から一緒に整理し，ニーズに合った情報

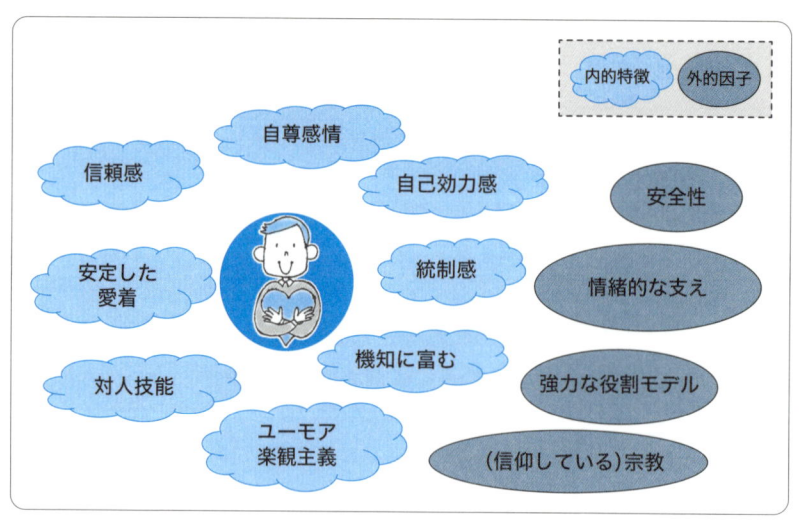

図1　レジリエンスを高める因子（Ahmed, 2007 を基に作成）

を提供していきましょう．この際，前述した「退院後に家族が困らないためにも，入院中に多くの情報をもれなく伝えておきたい」という思いは，いったん，脇に置いていただくことをお勧めします．高次脳機能障害に関する情報も，経済的なことや退院後の通院先/通所先の見通しが立ってから情報提供したほうが，家族の記憶として残りやすいようです．そのため，高次脳機能障害の説明をする際は，家族の置かれている状況やレジリエンスを常に念頭に，一般論（困ったときにどこに相談すればよいかの情報提供）にとどめておく，もしくは退院後，高次脳機能障害にどう対処したらよいかなど，支援者側で事前にどこまで伝えるかを適切に見極めてから伝えていく必要があります．

▶▶ 暮らしの中でのストレス

　退院後は，当事者と向き合う時間が増えたことで，家族は少しずつ違和感を覚えるようになります．具体的には，「いつも寝ている」「洗面所の水を流しっぱなし」「ちょっとしたことで怒る」「何度も同じことを聞く」などと，以前とは異なる行動が気になり始め，戸惑うようになります．そして，「前からといえば前からだけれど，ここまでひどくなかった．一体どうなってしまったのだろう」といった不安感，あるいは「少しでも良くなってもらおう」といった期待感から，当事者の行動を修正しようと試みるようになります．もちろん，家族の中には当事者の状態を適切に観察し，家族ならではのやり方で対応されている方もいらっしゃいますが，多くの家族は，説得や約束事を決めるなどで当事者に期待どおりの行動をしてもらおうと試みるものの，うまくいかず，困り果てているのではないかと思います．専門機関を受診したとしても，アドバイスされた対応方法で毎回うまくいくとは限りません．むしろ，うまくいかないこ

とのほうが多く，家族は「自分の対応の仕方がまずいから」と自信をなくしたり，「当事者のことをまた怒ってしまった」と，自分を責めたりするようになることも少なくありません．

Bさんの場合

くも膜下出血を発症した夫と生活しているBさん．Bさんはフルタイムで働いているため，夫は日中一人で過ごしています．その際，Bさんは夫に「クーラーをつけるときは，必ず部屋のドアを閉めてね」と，何度もお願いするのですが，夫はそのたび「わかった」と言うものの，そのとおりにできません．そのため，夫が病気になってから，月の電気代が3万円を超えるようになりました．Bさんは，「夫のことをもう信じることができない」というところまで，追い詰められていました．

Cさんの場合

Cさんの息子は，事故で重篤な記憶障害が残りました．そのため前の病院からは，退院するときに「メモをとる」ようアドバイスされました．退院後，息子は作業所に通い始めましたが，Cさんが作業所で何をしたのかを尋ねても，息子は「わからない．覚えていない」としか答えてくれません．そのため現在もCさんは，毎朝息子を見送る際に「メモをとりなさい」と言い続けています．しかし，息子はメモをとるどころかメモ帳すら持ち歩こうとしません．Cさんはとうとう，息子に「本当に自立する気があるのか」と怒鳴ってしまいました．そして怒鳴った後，Cさんは「怒ってしまった．病院の先生からは『怒らないでください』と言われたのに」と，自分のことも責めました．

支援する立場としては，家族から「特徴的なエピソード」が聞かれると，ついつい"わかったつもり"で通り一遍の代償方法を提案しがちですが，それでは"一方的な支援"となり，家族は余計につらい状況に陥ってしまいます．まずは"ケア実行者"としての大変さを受け止めたうえで，家族によって当事者の行動の捉え方や対応の仕方が異なることを理解し，支援していく必要があります．

"暮らしの中でのストレス"に対し私たちができることは？

ケア実行者としての家族の"暮らしの中でのストレス"に対し支援をしていく場合も，まずは家族の心情を察していくことから始めます．

> **point**
> ☑ 当事者の状態を「障害」として受け止める準備はできている？

> ☑ 複数ある症状のうち，今家族が了解できている症状は？

　上記のポイントを確認した後，生じている状況を整理するプロセスに入っていきます．家族が当事者の「問題となる行動」をどう捉えているのかも含め，丁寧に聴いていきます．そしてその際，背景にある当事者や家族の"感情"も忘れずに，生じていることを客観的に整理していく必要があります．

> **point**
> ☑ どういう状況だと，当事者の「問題とされている行動」は起こる？
> ☑ 背景にある当事者の高次脳機能障害は？
> ☑ 背景にある当事者や家族の感情は？

　上記の事柄を整理できてようやく「具体的な対応方法」を検討する段階に入ります．対応方法は，タイムリーに，その家族ができそうな具体的・実践的なものを提案していきます．

> **point**
> ☑ 今の当事者にできることは何？
> ☑ 今の家族にできることは何？

　家族が実際に対応方法を試す段階になった際には，家族が実施した対応方法のよいところを見つけ，肯定的にフィードバックをすると同時に，家族がよりよい対応を気づけるよう投げかけていくことが大事です．そうすることで，家族は「完璧に対応することは難しいけれど，少しずつ自分や当事者に合ったやり方を見つけていこう」「私も人間だから怒ってしまうこともあるけれど，以前よりは，うまく対応できるようになった」と思えるようになるのだと思います．

グループでの家族支援

　多くの家族は，家族グループの参加を通じて強い絆を作り，そしてそのような関係は，もはや積極的なリハビリテーション支援がないときには，将来に役立つ財産となるようです[3]．実際，参加する家族の中には，同じような立場の方々と触れ合うことで，「自分だけではない」といった安心感を抱かれるケースが多いです．ただ，参加者の家族の背景（配偶者なのか親なのかといった続柄，病気・事故からの期間，受傷前の状況など）が幅広くなればなるほど，配慮する点が多くなるのも事実です．

Aさんの場合（再登場）

　退院がようやく決まり，主治医の先生から院内の「家族教室」を紹介されたAさん．「どのような人たちが参加しているのだろう」といった不安もありましたが，それ以上に「どのように良くなっていくかを知りたい！」という期待感がいっぱいでした．しかしAさんは，参加者の一人のDさんが自己紹介で「息子は，10年前に事故に遭ってから，金銭管理ができなくなりました．この10年，財布の中には必要最低限のお金しか入っていません．最近は私に何かがあったら息子はどうなるのだろうと心配で，夜も眠れません」と話しているのを聞き，ショックを受けました．Aさんは，「これからも，私が家計を管理していかなければいけないのか」と思い，途方に暮れました．

Cさんの場合（再登場）

　作業所の所長さんから，「家族教室」を紹介されたCさん．そこで，同じように事故で重篤な記憶障害が残った夫を支えるEさんと出会いました．Cさんは，Eさんに「うちの子はメモをとることができないのよ」と相談しました．すると，Eさんから「うちも記憶障害があるのですが，事故前からメモ魔だったのもあって，作業所でやったことを毎日メモして帰ってきますよ．ただ，私はそれ以上に夫が私の大変さを理解してくれないことがつらいです」といった答えが返ってきました．Aさんは，「うちの息子は，社会人経験がないからメモをとれないのかしら．それとも，メモをとる習慣がなかったからメモがとれないのかしら」と，さらに混乱し始めました．同時に「確かにEさんのように，夫が記憶障害だったら大変だろう．息子だったから感謝してくれなくても，『しょうがない』と思える部分もあるかもしれない」とも思いました．

　家族支援グループの場合でも，支援者は参加者の方々の背景や家族関係，家族に対する感情を，事前に理解しておく必要があります．

　出入りが自由なグループで，事前に支援者側が参加の背景を適切に理解しておくことが困難な場合は，支援者側が「夫に期待する役割と息子に期待する役割が異なるように，当事者との関係（続柄）によって抱える悩みが異なること」「受傷からの期間によって受け止め方が異なること」「受傷前の関係性や生活状況，文化によって，受傷後の展望が異なること」などの知識をもっておくことが必要です．

　また，参加する家族の「安全」を守るうえで，グループ開始前に①グループ内で話された内容は，外に持ち出さない（個人情報保護のお願い）②それぞれの家庭の数だけ悩みや対応方法があることを理解する（肯定的な受け答えを心がける）③いつでも休憩をとることができる（適宜スタッフに助けを求めてよい）」などを，共通ルールとして提示しておくとよいと思います．

▶▶ "グループでの家族支援"で私たちができることは？

　大事なのは，家族がどういうニーズを持ってグループに参加しているのかに対し，感度よく対応することです．私の場合は家族が自己紹介をしている間や，グループで家族が話題として取り上げている間，以下の点を意識しつつお話を聞くようにしています．

> **point**
>
> たとえば・・・
> - ☑ つらかったり，不安だったり，とにかく感情を整理したいと思っている？
>   →大変さを受け止めつつ，家族が感情を整理できるようほかの参加者に，「同じように思うことはないか」など，質問を投げかける
> - ☑ 起こっていることを，どのように捉え整理したらよいかわからない？
>   →家族や他の参加者に「"状況"をどのように捉えるか」を投げかけつつ，支援者は彼らが現象のメカニズム（高次脳機能障害を含む）を適切に検討できるように支援する
> - ☑ どう対応したらよいかわからない？　対応方法に行き詰まりを感じている？
>   →他の参加者に「これまでうまくいった対応方法や合わなかった対応方法」を中心に話してもらい，家族が「できそう」と思えるような対応方法を検討/再検討する
>   →同時に，家族ができること・社会資源を活用することも一緒に整理する

　取り上げられている話題すべてが，上記の3点のいずれかに収まるわけでもありません．でもこのような視点をもっていることで，家族のニーズを推し量ることができることがあります．

　先ほどのAさんの場合,「感情を整理したい」というニーズに始まり，「（退院後）どう対応したらよいかわからない」というニーズもありそうです．そのような場合，支援者はAさんの大変さをねぎらいながら，他の参加者に「互いの当時の大変さ」について話し合えるよう進めます．そのなかで「確かに大変だけれど，こうやって工夫したことで少し楽になった」などと，それぞれの"工夫方法"が聞かれたり，よりよい対応法をみんなで検討し合ったりしていけると，Aさんは「私は独りではない．退院後もやっていけるかもしれない」と，安心感を抱けるようになるのではないかと思います．

　Cさんの場合はAさん同様，「感情を整理したい」というニーズと，「（うまくメモをとれない息子の）状況をどのように捉え整理したらよいかわからない」というニーズがありそうです．支援者は，他の参加者に"同じように怒鳴ってしまった経験がない

か"を投げかけ,「怒鳴りたくなることもある」「怒鳴ってしまった自分を責めてしまう」などと,Cさんが言葉として表出できなかった部分を,他の参加者が言葉にして返してくれたことで,Cさんは自分の中の未整理の感情が整理されていきます.そのうえで,「メモをとれないのは,本当にCさんの『声かけの仕方』だけが問題なのかな?」「息子さんの高次脳機能障害は?」「メモをとる以前に,まずは毎日持ち歩くことから始めてみたら?」などと,"状況に対する見方を再検討"できるようグループを進めていくと,Cさんだけでなくほかの同じような経験をもつ参加者にとっても,高次脳機能障害を客観的に捉えられるよい場になると思います.

おわりに―家族支援と言いながらも

家族との会話に限りませんが,会話がちぐはぐになっているときの多くは,相手の考えや感情に寄り添えていないことが原因かもしれません.そのため,「うまく伝わっていない」と感じた際は,以下の点を自問自答していただくとよいかもしれません.

> **point**
> - ☑ 聞いている最中に,"理解したつもり"になって次に言うべきことを考えていないだろうか?
> - ☑ 相手よりも自分のほうが多く話していないだろうか?
> - ☑ この発言の背景には,どんな思い(感情)があるのだろう? と気づけていない?

最後に,冒頭でも申し上げたとおり,私は家族支援をするなかで当事者のご家族からたくさんのことを教えていただきました.ご家族の方の中には10年近くもの間,定期的にお会いしている方がいらっしゃいます.彼らは現在も,当事者に対する"よりよい対応"を目指し,日々振り返り,対応方法や物事の捉え方を適宜変え続けておられます.その姿に私自身が支えられ,"よりよい家族支援"を目指して家族を支援し続けたいと思っています."よりよい家族支援"を具現するために,"目の前のご家族を理解する""自分の支援を常に振り返る"ことを忘れずに歩み続けたいと思います.

引用文献

1) Bonanno GA：Loss, trauma, and human resilience：Have we underestimated the human capacity to thrive after extremely aversive events？Am Psychol 59：20-28, 2004.
2) Ahmed AS：Post-traumatic stress disorder, resilience and vulnerability. Advances in Psychiatric Treatment 13：369-375, 2007.
3) J.ポンスフォード：外傷性脳損傷者の家族との作業.藤井正子(訳)：外傷性脳損傷後のリハビリテーション―毎日の適応のために.西村書店,pp247-273, 2000.

参考文献

Giles Yeates：Working with families in neuropsychologial rehabilitation. in Wilson BA, et al：Neuropsychological Rehabilitation. Cambridge University Press, pp138-156, 2009.

下田正代：臨床心理士の取組み．大橋正洋（監），土屋辰夫（編）：脳損傷のリハビリテーション高次脳機能障害支援―病院から在宅へ，そしてその先へ．医歯薬出版，pp27-44，2011.

生方克之：家族支援．中島八十一，寺島彰（編）：高次脳機能障害ハンドブック―診断・評価から自立支援まで．医学書院，pp183-193，2006.

山舘圭子：家族のための心理教育．中島恵子（編著）：高次脳機能障害のグループ訓練．三輪書店，pp137-149，2009.

山崎文子：高次脳機能障害のある人を生活期につなげる支援．地域リハ 7：912-916，2012.

8 1）高次脳機能障害の当事者として

石井　雅史

　2001年（平成13年）7月16日，自転車競技の練習で峠道を練習中，車と正面衝突．意識はなく間もなく救急車で病院へ搬送されました．

● 自転車競技との出会い

　私と自転車競技の出合いは中学3年生の頃，それまではサイクリングにツーリング，時にはテントを持って1泊のツーリングに出かけたりと，自由に自転車を楽しんでいました．

　そんな私の話を聞いた父方の叔父の紹介で自転車競技を教えてもらいました．高校進学も自転車競技部のあるところを探し県立高を取りやめ急遽，自転車部のある私学に決めましたが，受験日当日面接の担当から自転車部廃部の事実を聞きます．パンフレットには載っていたことを話すと，3年生はまだ自転車部員が残っているということで載せているとのことでした．私はいままで一人でやってきた自転車を皆でインターハイを目指し頑張ろうとしていたのに，いきなり壁にぶち当たりました．諦められない私は自宅から20 km弱ある高校まで，許されなかったけれど自転車通学をしました．

　自転車のために進学したのに自転車を取り上げるようなことまでは許さないと，小さな反抗でした．

　ある朝担任の先生に見つかり放課後呼び出され，もう部はないんだからと説教され頬をなでられたことも何度か…．とても悔しかった…．絶対に見返してやりたいと思いました．

　その頃地元の愛好家の集まるクラブで週末練習に参加していました．草レースにもいくどか参加し上位で走れるようにもなり，時には優勝するようにもなりました．

　そんな2年生の夏，ほかの高校の自転車部員に出会い，本格的にやるには競技者登録をしたうえで，主に競輪場で行う記録会というものに参加しなければならないということも教えてもらいました．そのことを先の叔父に話しトラックレーサーを組んでもらいました．この叔父は若い頃自転車競技に打ち込んで琵琶湖国体ロード，神奈川国体ロードと入賞していて，あと少しでメルボルンオリンピックに選ばれるところま

でいったそうです．その2年生の秋からが私の自転車競技人生のスタートです．

3年生に進級すると，後実業団登録をしているクラブチームに入り，夏の東日本，秋の全日本実業団選手権大会を目指し練習に励みました．そして東日本実業団選手権，1kmタイムトライアル（1kmTT）4位入賞，秋の全日本実業団選手権への出場権を獲得します．その全日本で1kmTT5位入賞，自信をもって神奈川県の国体予選に参戦し，1kmTT1位で福岡とびうめ国体代表権を取り，高校の担任の先生もそこで私のしていることを認めてくださり，応援してくださいました．

エントリーの関係で私はロードレースになりましたが，120km弱のレースで12位という成績でした．今でも悔しさがこみ上げてきます．

当時の監督，岡本満夫さんの勧めがあり進路を競輪選手に固めます．中学の時に将来の夢で競輪選手と書いてはいましたが，当時体が小さく軽いためためらっていました．競輪選手として戦っていけるのか不安でした．

試験種目の1kmTTは合格ラインを切っていたので自信をもって臨み72期生として競輪学校に入学．10カ月の課業を経て1993年8月晴れてデビュー．新人同士が戦う新人リーグを得てA級デビュー．これが先輩たちとの闘いの始まりでした2戦目の節で初優勝．初めて大きな賞金を手にしました．それから8年後の7月…，翌月の8月から念願のS級昇進が決定していた時に峠での練習中，対向車との正面衝突により意識不明の重体となりました．

🔷 事故後の記憶

搬送先の大学病院でび慢性軸索損傷で高次脳機能障害が残るでしょうと，母と彼女（当時婚約者，現在の妻）に説明がありました．

私自身はこの時夢の中をさまよっていて，小さい頃から自転車でいろいろな所へ走りに行ったことを振り返っていました．父，母と一緒にいた頃が妙に懐かしく，ありがたい思いでした．

この時に私は夢の中で歩いていると小さな沢があって，転がってくる小石が好きな自転車の部品になったり欲しかった車輪になったりと，とても面白いものを見ました．その奥では歪んだ感じのおじいさん，おばあさんの顔がいくつか見えて，皆表情がなく無感情な姿に見えていたことを今でも覚えています．

その時に彼女の私を呼ぶ声が後ろから聞こえて，その声は今にも泣き出しそうでした．

そんな彼女に謝らなければいけないと思いました…．振り返ることがとにかくつらいけど声のする方向へ脚を運び…，その時に病院の白い壁，シーツが眩しく，「ここはどこ」と話したつもりが全然ろれつが回らなかったことを，今でも覚えています．目も見えているものが大きく映り，2重3重に見えました．それからの私の記憶は途切れ途切れで…，リハビリでも座っても姿勢が保てないので，車椅子に縛られてリハビ

リに通っていたと聞きます．覚えている内容は，名前，住所を書くこと．私は何度と実家の住所を書いていたといいます……．あと覚えていることは，歩行器を使って歩けるようになり，無意識に徘徊してしまい迷い込んで寝てしまう…．今でもはっきり覚えているのは，どこかの倉庫のようなところに入り，臓器のホルマリン漬けを見て怖くなり寝てしまったこと．しばらくおむつだったことも後から聞いた話です．

　看護師には多大な心配ご迷惑をかけたと思いますが，故意ではないのです…．彼女はとても忙しいなか，よく病院に面会に来てくれました．

　ある夜病院の花火大会の夕方，彼女に手を引いてもらい外に花火を見に行きました．とても奇麗で幸せな時間だったと記憶しています…あれは夢だったのでしょうか？

▶▶ 3日坊主の日記から（当時の原文のまま掲載）… 2001年（平成13年）

◆　◆　◆

8月4日　土曜日
今日は6時半に起きてしん体けんさのしたくをしてはやめにうけた．真理のお父さんとお母さんと妹たちでみまいに来た．きのうまでのきおくをよくおぼえてないのであるくしか面会できなかったがとても楽しかった．4日のテストのある日，あさはやくからとも子などがきてくれとても気持ちが良いテストは中ばくらいだったがとても感じがよかった

　今午後9時半ごろだけどとても花火がきれいでたまらなかった明日がとても楽しみだ．

8月5日　日曜日
まだ花火の上が見えないまだ智子と花火をまっている所だ．今日は風が強くきれいに上がるかしんぱいだ！　今日はてっちゃんとしん理のおじさんとおばさんが早くから来てくれたあとてっちゃんと東海林君が見まいに来て来れた．

　午後になって，てっちゃんとひろぴーと東海林君でトランプをしたとも子もてつだってくれた．3人ともとてもうまくて合てにならなかった夕食はお父さんとお母さんが来てくれてとても楽しかった今日は智子にも手つだってもらって2階～4かいまでのぼった

　とても気分良かった．今日は良く動き良くうたった．

8月6日　月曜日
今日は何もしなかったりリハビリを少しやっただけで何もやらなかった気がする．薬はマグネシウム0，5グラムを3回もらうことになっている

　今日は，お風呂に入ってとてもさっぱりとした．智子にはとても良くしてもらった．

8月7日
今日は早くからしばたさんと中山が来てくれた．今日は調子が悪いせいかうまくはなせずまいった　しばたさんに外につれていってもらい少しは良くなったが今は又頭がいたい．

8月8日　水曜日
今日は病院から家にかえってもいいよっていうことばが出たびっくりした．
　ともこもしっかりしてくれてとってもあんしんだ．いつもみんなに良くしてもらいとてもありがたい．特に智子には何と言って良いか本当にありがとう．
　今日の夕食，本当においしいかったごちそうさま．
　又よろしくおねがいします．

8月10日　金曜日
今日は13日やっと湘南台に帰ってきた　やったやっと智子とねれる！　これからがたのしみだこれから今まで作ってきたむぎ茶をのんでねます．

8月12日　日曜日
今日はひさしぶりに練習固定ローラー自転車に乗った　でもちょっぴりきぶんがよくないうえのにっきには13日とか書いてあるけどともこにあいたい！」

◆ ◆ ◆

と，ここまで当時のノートに記してありました．
　退院前の外泊がいつまで続いたのか，その後の記憶が順番をたどれません….
　8月に退院で心配だということで実家で1月ほど過ごしました．ちょうど盆の時期で亡くなった妹の迎え火を焚いたのですが，焚き終わりに家の玄関を開けた瞬間，妹が入っていく後ろ姿を見ました．リビングのソファに私が腰掛け庭を見ると，木の枝にまた，無表情なおじいさんとおばあさんの顔が何体か見えました．この不思議体験はこれが最後だったと思います．そして警察から引き揚げた自転車を見せてもらい，その自転車にまたがった時に自分が覚醒し，その晩母に1晩付き合って話していたいと言ったことを覚えています．寝てしまうとまたあの夢のような世界に戻ってしまいそうで，とても不安でした．朝方4時ごろ外が明るくなり，安心してもう大丈夫と言って眠りにつきました．
　それから平日は実家へ，日中は近所など散歩したりしていたこと，久しぶりに会う近所の方などにあいさつ程度ですがしていました．まだ意識がはっきりしていないので，自分がろれつが回らなくてもいやな気持ちにはなりませんでした．
　当時は自分に障害があることを意識したことはありませんでした．
　時間がたてば治るものだと疑っていませんでしたが，自分に競争意識や，他人から

どう見られているかとか，恥ずかしいとかいった感情もなく，反面感情が素直でありがたみを素直に感じていたようです．当時，両親からも悟っちゃっているようだと言われたことがあります．

そして外泊期間が終わり病院に戻り，主治医から外の刺激を受けたほうがよいと言われたとおり感覚が少し良くなり，退院の日取りを決めることとなり主治医と彼女とで相談しました．怪我以前から，8月下旬に彼女と二人で大好きなTHE ALFEEのコンサートのチケットを取っており，楽しみにしていました．二人とも小学生からのALFEEファンで，今回は行けないかと思っていましたが，埼玉までリハビリのつもりでコンサートに行ってもよいかと主治医に尋ねると，別にいいんじゃないとの返事に二人ともとても喜びました．しかし2日続けて神奈川県から埼玉県の会場まで行くのは不安なので，ホテルを取り休めるよう計画してくれました．私たち二人を引きつけてくれたのもALFEEなので嬉しかったです．ただ，当時激しい音を聞くと頭痛が激しかったので少し不安でしたが，友人も心配してくれ車で迎えに来てくれるということもありとても楽しくコンサートを楽しみました．

無事にALFEE夏のライブに参加した．1日目終了後，会場近くのホテルに宿泊し，翌日の夕方のライブの時間まで映画を観たり，智子の計画と友人の気遣いで，疲れを溜めずに外泊までできました．

◆ 復帰を信じてのリハビリと結婚

知人から競輪選手として復帰を考えているならリハビリしたほうがよいと，リハビリテーション病院と血液検査を紹介してもらいました．神奈川リハビリテーション病院（神奈リハ）には3カ月後の11月からの入院ということになり，入院前面談の時に競技用自転車持参でというお願いを聞いていただき，許可をとりました．

智子が休みの週末，湘南台公園へ行こうとした時に，「自転車持って行って乗ってみる？」と提案されました．ALFEEライブといい，今回の自転車といい，いつも智子の発想に驚かされます．

案の定，公園で自転車に乗車できました．歩行も足がもつれバランスを失ってしまうくせに自転車に乗車することができました．まだスピードを出すことはできないけれど，子どもが初めて自転車に乗れた時のようにとてもうれしくなりました．すぐに降りたくない，としばらく乗っていたように思います．

私はこれでリハビリテーション病院で3カ月きっちりリハビリをして，その後競輪学校でリハビリ訓練をしていけば，2002年内には復帰は揺るぎないものだと思っていました．

そして2001年（平成13年）9月，自転車を持って神奈リハに入院，同時に血液検査で処方する栄養療法も取り入れました．当時かなりの貧血で，Fe，ビタミンBなど何種類も処方されていました．よく記憶に残っているのが職能訓練の時間．小学2年生

の算数教科書を手渡され驚きましたが，2ケタの足し算，引き算，2の段以降の掛け算が解けないのです．思い出すのではなく覚えなおさなければならないということを思い知らされました．

　漢字もです．これには本当に参りました．いまだに書けない漢字はたくさんあります．元々得意ではありませんが，何でこれがと思うものまであります．最近はあまり考えないように対処しています．神奈リハ入院中は驚くことだらけでした．理学療法（PT）の時間，バランスボールに足を床に就いたまま腰掛けて座ることができません．崩れ落ちてしまう，平均台も渡ることができない．半年後くらいには競輪選手に復帰して1，2着を取り「大穴あけてやるんだ」と意気込んでいたのに，見事に打ちのめされました．気を取り直してリハビリに集中しました．体育でのいろいろなメニューや身体を使うことの気持ちよさと自分の体力のなさを痛感しながら毎日くたくたになり，日々復帰を信じリハビリをして，そして大学病院と違い週末は智子のもとへ帰ることができましたので，週末は二人で今後のことについて話をして11月12日外出許可を取り，二人で藤沢市役所に婚姻届を提出しに行きました．行きましたが私の字がとてもひどくて担当者が困っていた様子を今でも覚えています．状況を説明し受理をしていただき安堵しました．

　正式に結婚したのにすぐに病院へ戻る．不思議な気持ちでした．

　入院も後半になってくると，自転車も何とか乗りこなせてきて近くの山などに行ったりしました．競輪学校にも2002年（平成14年）から怪我明け復帰にかけてリハビリ訓練をお願いしました．

　何とか許可が取れました．競輪学校医が復帰の判定医なのでとてもやりがいがありました．ちょうど妻の両親が伊豆の競輪学校に程近い函南に引っ越しをしていたこともあり，3カ月間お世話になりました．妻の両親と話すと，やはり私との結婚には義父は反対だったようです．義母は「あなたがよいと思えばいいんじゃない」と言っていたような気がします．

▶▶ 家族というもの

　そして学校に通って数日，教官がバイクで誘導練習してくださるのに30 km/hも出せない…，手足の協調性がなく腰が跳ねバンクの傾斜から落ちてしまう，現役の頃は誘導バイクには80 km/h以上のスピードで練習していたのに…．これは誘導バイクに限ったことではありませんでした．地元選手との練習でウォーミングアップの周回練習についていけない，何とももどかしい…．

　この状況を校医の先生に相談したところ，脳の画像を見せろと言うので大学病院から取り寄せ見てもらうとしばらく黙り…ここへ来れたのも奇跡的なことだ，脳に傷が入っていてバランス，協調性がないのも当然．競輪復帰して，また落車をして頭部を打ったら命の保証はないと言われました．「ここへ来れたことも考えて診断書は書くが，提出は自分で判断しろ」と言い渡されて学校を後にしました．

確か2月から3月だと思います．競輪のことばかり考えても仕方がないので，せっかく伊豆の入り口にいるのだからと河津桜を智子と見に行きました．桜と智子の笑顔がとても素敵だったのが印象的でした．

　また，西伊豆にところてんを食べに行ったりしました．ある時，私が競輪選手だけでなく働くところもなかったら？　と言ったことがありました．それを聞いた智子が「あなたが働けなくたって私が働くからいいわよ」と言った言葉が，頭から離れません．それはそうとそこまで甘えられないなと思いましたが，今思うと結婚13年目になるこれまでに，彼女は今後のことをどうするの？　といったような心配事を口にしたことがなかったように感じます．決して相手を不安にさせることがないのです．そのような気持ちでいると思うと，こちらもできる範囲で何とかしたいと思えるものです．

　しかし私の記憶障害もひどいもので，ATMから現金をおろしてカードを取り忘れたり，カードに気をとられ現金を忘れたりと，たまたま後ろの方が教えてくださりことなきを得ていますが，大変なことです．買い物に出てもおつりを財布にしまい袋に入れた商品を忘れることもありました．1度ではありません．それからというもの私自身の預金口座を持ち，練習のつもり，なくしても自身のお金という自己責任で管理して家計のほうは妻に任せています．

　そうこうしているうちに同年11月長男誕生．妻の主治医に高次脳機能障害は遺伝しませんか？　と質問しましたが，後天性のものは大丈夫ですとの答え．安心した妻から「やっと家族になれたね」の言葉．とても印象的でした．

　2003年（平成15年）．何度となく延期していた結婚式を挙げました．親しい友人と身内で行い，余興なども特になし．途中新郎も退席し休憩をとるなど配慮して，とてもよい披露宴ができました．

　2004年（平成16年）．この年，競輪選手を正式に引退，そして8月二男誕生．引退のさみしさよりも今後の家族としての未来が楽しみになりました．

▶▶ 私の障害・私の自転車

　通院のため，神奈リハに自転車で向かおうとしても何度となく道に迷い，人に聞きながら向かいました．練習で現役選手の頃はよく通った道なのに…．曲がり角は覚えているもののそこから次までの記憶がつながらない．よく知っているはずの場所にどうしてもたどり着けないのです．

　しかし元々冒険心は強かったので，時間の約束のない時に迷いながら道を捜し歩きました（走りました）．算数の計算と同じで覚えなおせばいい，なぜだか新鮮な気分でした．前に進むことは，いろいろな発見があり楽しい，できないことを嘆くより立ち止まらずに前に進む，疲れたら休む，とにかく時間は人一倍ある．

　この障害はつまらぬプライドがあると難しいと思いますが，信頼できるパートナーがいて，個人を尊重し合えばうまくやっていけると思います．つまらぬことを主張し

突っ張ると後に引けなくなってしまい，喧嘩の元です．8割で2割マージンをもつくらいでよい気がします．約束事も時間の余裕がとれないとき，そこを理解してもらう．時間に追われるとパニックになり，たとえ間に合っても精神的に疲れて行動できなくなることもあります．

　競輪を失って自宅に閉じこもることが多くなっていたある日，高校時代の自転車仲間が私が競輪学校から帰ってきたことを知ると連絡をくれました．名は新出（しんで）君．自転車には乗れることを確認すると，毎週末車で迎えに来てくれて，郊外まで自転車を積んでそこから車の通りのない道を60〜80 kmほどサイクリングを楽しみました．私の障害を理解してくれて私の前後を仲間が走ってくれる．初めの頃は不安もありましたが，楽しさ，気持ちよさがすぐに不安を蹴散らしてくれました．

　「自転車っていいなぁ」．自転車のおかげでこんなにいい友人——高校時代はライバルで口もきかなかったけれど，本物の親友だと感じられました．お互いに確認などしないけれどそんなものでしょう．練習の後のブランチ，これがまた私の気持ちを高めてくれました．ある友人は，今は一般自転車修理メインで自分の目指すサイクルショップの開店資金を稼いでいるし，ある友人は自転車雑誌のライター，皆それぞれの夢を実現しています．私がサイクルショップの手伝いなんかできないか，と提案を持ちかけたことがあります．しかし彼はよい顔をしませんでした．長い間そのような状態が続きました…．半年くらい経ってか私も気が重くなっていたあるとき，彼からこの店は自分の一家を養うための店だから本気の戦いなんだと言われて納得はしましたが，以前のような関係とは変わった気がしました．そんな練習も1年が過ぎてまた競走したいなぁと思い始めました．

▶▶ 障害者自転車協会と『オレンジクラブ』

　2003年（平成15年），競輪選手会関係者にまだ自転車競技を続けたかったなどと気持ちを話してみると日本障害者自転車協会（現日本パラサイクリング連盟）を紹介してくださり，早々に理事と会いました．2004年（平成16年）アテネパラリンピックの合宿を競輪学校でやるのでお手伝いしてもらえないか？　とのことでしたので，出向いてみました．まず驚いたのは，手首を切断した選手（佐久間明夫），先天性脳性まひの3輪自転車の選手（小川睦彦），視覚障害の方のタンデム（2人乗り）の選手（大城竜之）それぞれが監督の指導（競輪選手会，自転車競技連盟関係者）を受けて本格的に，オリンピックナショナルチームと同じように練習に打ち込む姿は，私自身の気持ちに響きました．私は脳性まひの選手とロード練習の並走，途中私がバランスを崩して3輪自転車を落車させてしまいました．彼は痛そうにしながらも笑って「大丈夫，大丈夫」と私を責めませんでした．膝からは血が…，だが大事に至らなく練習続行．合宿を終え数週間後，「頑張ってきてください」と軽い壮行会を兼ねた食事会，そして出発．そのころ読売新聞にアテネパラリンピック特集でスペイン選手——数年前に世界的に知名度のあるツール・ド・フランスでステージ優勝し特別賞を獲得した選手——

が練習中，車との事故により脳を損傷しリハビリを経てパラリンピックに挑戦という記事（「僕は生きている」）があり，それを目にして心が動きました．数日後このスペイン選手は金メダルを獲得．私と一緒に練習した選手は銅メダル．アテネから国際電話をくれました．この時私の気持ち，心は次のパラリンピックの開催地，中国・北京の地に選手として立ちたい，みんなと競い合いたいという思いでいっぱいになり，体が熱くなりました．

そして主治医にいつから始められるか相談したところ，受傷から5年経ったらいいんじゃないかとの返事をいただき，また都内で集団リハビリテーションプログラムに参加中にプログラムの中の「リンチピン（現在は「羅心版」.144頁参照）」で，次のパラリンピックにチャレンジしたいと，皆の前で公言してしまいました．今思えばこれがよかったのだと感じます．皆が聞いて応援してくれる，家族の役割も皆で考えてくれる，同時に今まで私自身家族のお荷物になっていると感じていましたが，集団リハビリテーション（『オレンジクラブ』）が今までの生活を変えるきっかけとなりました．何とまだ話せもしない0歳児と2歳児を3時間妻がパートに出る間子守りをするということを，やはり『オレンジクラブ』で公言し，実行することとなりました．

最初はとても長い3時間で，特に寒い時期だったためか子どもが具合の悪い時もあり，嘔吐した時など私もパニックになって妻の職場に何度も電話を入れた記憶があります．とにかく精神的につらい時期でしたが次第に慣れて無難にこなせるようになりました．

▶▶ 北京へつながる道

そうするうちに2006年（平成18年）4月，全日本障害者自転車競技選手権大会トラックが東京京王閣競輪場で行われました．私は得意の1kmタイムトライアル（1kmTT）に出場し，記録は1分18秒台，障害者自転車日本記録と言われました．しかし，中学生の時に初めて計った1分15秒にも届かず，また競輪に復帰するにも1分15秒は条件なので，やはり自転車競技は厳しいなぁという思いでした．そして7月，今度はロード大会．秋田県で東日本学生選手権との併催で行われ，30kmのタイムトライアル（30kmTT）を私は45分台で平均速度41km/h台を記録，一緒に走った学生と比較しても真ん中ほどの成績でした．これを評価した協会理事が同年の世界選手権メンバーに私を選出してくださり監督である斑目さんを紹介してくださいました．この方に会えていなければ2008年（平成20年）の北京パラリンピックのメダルは取れませんでした．シドニーオリンピックの監督を務めた人です．

お会いしてすぐ，2年後までのビジョンを持っているかと問われました．これがないとただやっているだけになって向上していかないと…，2008年北京に日の丸を揚げて君が代を聞くんだろうと…．なかなかわかっていてもビジョンを描けませんでした．

🔷 再び競技の世界へ

▶▶ 2006 年（平成 18 年）

　7，8，9 月に行われる IPC 自転車世界選手権（現 UCI パラサイクリング世界選手権大会）に向けて強化合宿を伊豆競輪学校で行いました．久しぶりの本格的な練習で背筋を痛めてしまい，監督から帰って治療に専念しろと言われ，ちょうどその頃，水泳ナショナルチームのコーチをしていた高校時代の親友，藤井太郎君にチームドクターを紹介してもらい，試合には間に合うとの判断で，指導もしていただきました．

　何しろ気持ちをうまくコントロール，乗せてくれるような言葉で不安を取り除いてくれるため，試合に向けてのモチベーションが上がりました．壊したからだめではなく，これをいかにうまく使っていくか，脳障害をもっているからではない，オリンピック選手も皆同じだ，何も不安がない選手などいない，いかに自分に有利な方向で考えられるかなのだなど，いろいろと教わりました．また，痛みの対処も教わりました．

　国内合宿で私の 1 km は 1 分 14 秒台が出ていました．

　そして世界選手権，国内のコンクリート競技場は外で 1 分 14 秒で，世界選手権は室内の木製走路，監督はそこそこタイムをつめられるとみていたようです．私が初めてこの会場に入ったのは中学生の時．憧れの中野浩一選手が世界自転車選手権のスプリント 10 連覇を打ち立てた，当時の日本にはまだ 1 つもなかった木製の室内競技場．今その競技場にいろいろな障害者がいます．日本チームにはいない，片腕，片足，手足の切断の選手，車椅子の選手が乗るハンドバイクの選手もいました．とにかく驚きと今の自分のいる場所はここなのだと感じました．とても嬉しかった．悲壮感はないアスリートの競う場だと思いました．

　コンクリートの競技場で練習を重ねてきて，いざ本番．とても走りやすく風もない，そのような条件で初参加，一番発走で不安というより，より気持ちよかったです．しかし焦りからスタートを失敗，引っかけた．しかし気持ちを切り替えて走り切り，記録は 1 分 10 秒 546，各国のスタッフも驚いていました．最終走者までトップを維持，最終走者は前年優勝者，チェコのボウシュカ選手．0.893 差で優勝は逃しましたが予想外の結果でした．各国のスタッフ，選手から健闘をたたえていただき，日本との温度差があるなと感じました．走り終えると皆紳士です．自転車競技をする者としてとても喜ばしいひとときでした．

　二つ目の種目も自己ベストで午後の 3 位決定戦．一度ホテルへ戻り気持ちを整理．何とかメダルを獲得したい 3,000 m の追い抜き競争，監督の指示を信じペースを守る．何とも気持ちが良い後半，相手スペインのネイラ選手がペースダウン，自分もきついがこらえて勝った 3 位，銅メダルだ．残るロードタイムトライアル（ロード TT）も 2 位．なんと一緒に走っている選手たちも以前はプロ選手として走り怪我で障害を負った選手や，先天性脳性麻痺の自転車競技に参加して世界チャンピオンになった選手．皆この機会を与えられ生き生きしている．あるチームはパラサイクリング選手と

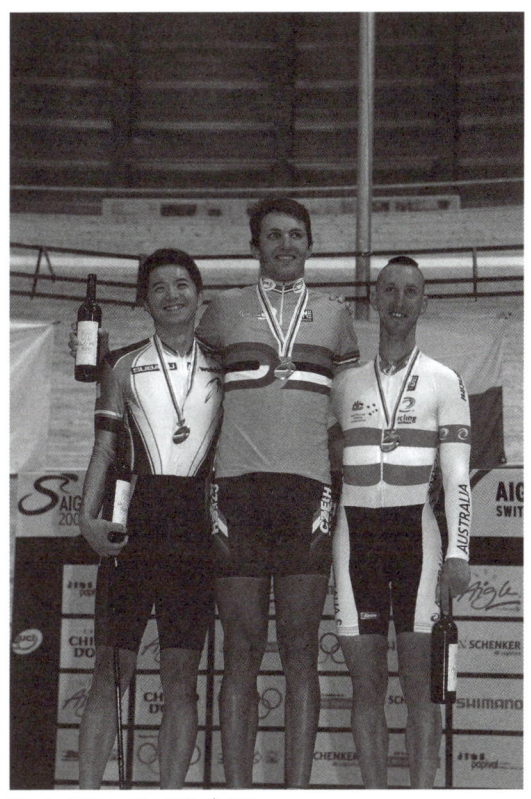

Photo：Yuko SATO／UCI
2006年，スイス世界選手権初参加（表彰式）

してプロで活動しています．最終種目のロードTTは接戦の末，フランス元プロロードレーサーのアルカイネに僅差で負け，銀メダル．悔しかったがよいライバルたちを見つけられました．

帰国してから，私も天気のすぐれない日などは頭痛が激しく体調に波がありますが，ライバルができたことによりなるべくできることをしようと，体を動かすようになりました．毎日が生き生きしてきた，一人ではないのだと前向きになったことは確実です．

帰国後お世話になっている競輪選手会へ報告に行きました．各理事がおめでとう，でも銀は負けだからね，来年の世界選では1分9秒台，2008年（平成20年）の北京パラリンピックでは1分8秒台を出して優勝，金メダルを取れと強く言われ，さすが勝負の中で生きている人たちだと驚きましたが，目標をもつ事はそういうことなのだと，監督と同じことを言っています．

▶▶ 2007年（平成19年）

いよいよ北京パラリンピックに向けてのポイント争いの開始です．

1月には三男知東（ちはる）誕生．8月の世界選手権に向けて合宿が2月から横浜花

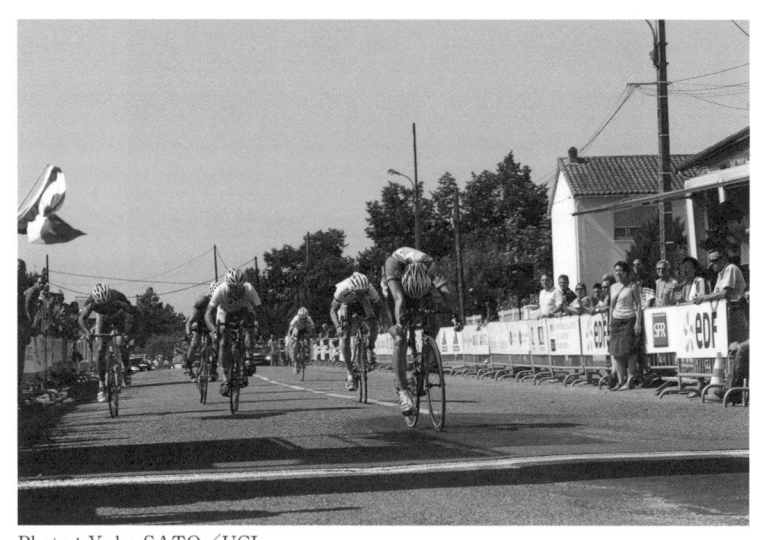

Photo：Yuko SATO／UCI
2007年，ボルドーロードレースのゴールシーン

月園競輪場で始まりました．昨年から競技を開始して，体調が良い，我慢がきく，勝負への感情が出てきたようです．

昨年，スイスでの世界選手権最終日ロードレースは雨で，私自身も複視，平衡障害があり危険ということでDNS（出走前に棄権の意味）でした．

パラリンピックで勝つために弱いスタートの練習に重点をおきました．障害者カテゴリーで2年目，今年は勝ちにいく．昨年は初挑戦，今年は，チャンピオンが手の届くところにいる．練習もライバルを思いながら力が入ります．練習はとてもきつくつらいけれど生きていることを実感できます．毎日が生き生きしています．

そして8月．フランス・ボルドーで世界選手権が行われました．

日本の練習で昨年の1kmTTの優勝者チェコのボウシュカ選手のタイム1分10秒を切る1分9秒台を出していたので気負いなく自己ベストを目指せました．記録は1分9秒274でクラス世界新記録が出ました．思ったとおり走れて満足．練習の場を与えてくれたみんなに感謝しています．

3000m個人追い抜きは1，2位決定戦で真後ろまで迫られて大差で負けて悔しかったですが，北京パラリンピックまでのよいモチベーションになりました．

そして最終日，ロード種目．今回障害者カテゴリー初のロードレース参加です．

40℃近い気温でコースのアスファルトも溶けている箇所があるほどのコンディション．7周69.3km，シャトーカルボーニュ近くの補給地点付近で後輪のタイヤが外れ，優勝候補（昨年優勝者）のチェコのボウシュカ選手と転倒．車輪をニュートラルカーから変えてもらい，再スタート．ボウシュカ選手が私の背中をたたき，前を追うぞと…，遅れた二人は共に周回を重ね，最終周回で先頭集団最後尾に追い付き，私はボウシュカ選手が勝てばいいなぁと思っていましたが，ゴール500m前に監督とチーム

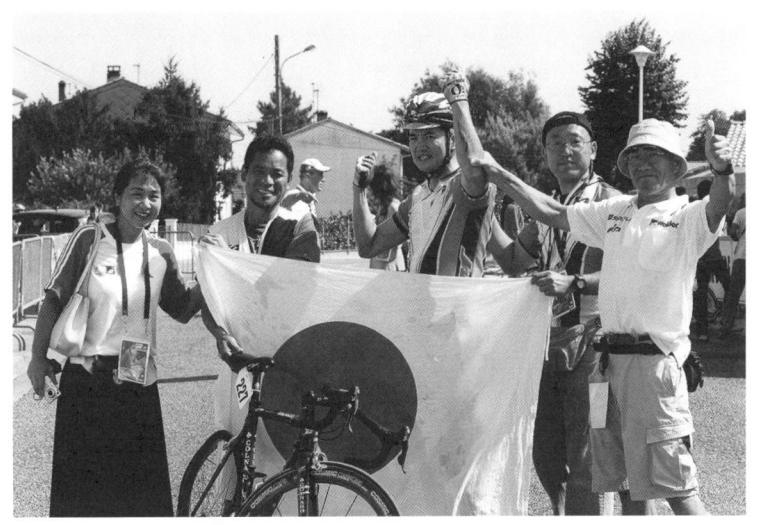

Photo：Yuko SATO／UCI
2007年，ボルドーロードレースゴール後スタッフと．落車の傷が痛い

リーダーの姿が…．大きな日の丸を振りくしゃくしゃの顔で私の優勝を願っている….いまだに忘れない…．気持ちが切り替わった瞬間でした．残り200mの看板が見える，競輪選手時代の経験がまだだと教える…．周りの選手がスパート，いまだ！ ライバルたちの影から抜け出しスパート！ 見事優勝，チームでつかんだ勝利でした．また各国の監督スタッフが勝利を称えてくれました．戦い終えた選手たちと抱き合いました．そしてメダルセレモニー，君が代が流れメダルをかけてもらった瞬間，今までのことが先のレースと重なり，走馬灯のように頭をよぎります．序盤の落車で嘆きレースを諦めていたら優勝はなかったでしょう．あと，人の思いにも気づかなかったでしょう．表彰台で号泣しました．

怪我をして学びました．…この障害者競技に関わってから周りの方々から協力を受けました．陰の力にも，自転車を走らせてもらい，本当に感謝いたします．

11月．まだ北京パラリンピック出場権獲得にはポイントが足りないということでアメリカ大陸選手権大会（UCIパラパンアメリカン選手権）に南米コロンビアで参戦することになりました．

小田原競輪場で合宿を組み練習．ここは地元での練習や競輪競走でよく走った場所．懐かしい．今はパラサイクリスト．世界選手権参加で自覚も出てきました．

そしていよいよコロンビア入り．日系人協会，軍の出迎えでびっくりしました．ホテルまでは大使館の車で防弾車でした．コロンビア日系人協会がエスコート．コロンビアのカリの競技場は250m板張りです．改装直後でまだUCI公認を受けてはおらず，大会記録は公認されない模様．

監督から，カリは標高900mで，標高が1km上がると空気が軽くなり記録は1kmTTで1秒上がるとの事前情報．実際8月の記録を1秒更新し1分08秒247で1位，個人追い抜きも3分42秒197で優勝．ロードTTもトラック個人追い抜きと同様，フランス人選手と接戦の末，優勝．135ポイントを獲得できました．

▶▶ 2008年（平成20年），いざ北京へ

いよいよパラリンピックイヤー，2月から合宿に入ります．

「願わなければ叶わない，北京の空に日の丸を！」

監督に出会った時から常に言われている言葉，今でも自分の人生になくてはならない言葉です．

VISAパラリンワールドカップ（英国・マンチェスター）

5月．英国・マンチェスターで行われるVISAパラリンピックワールドカップに招待されました．

世界選手権で注目されてから今回，何かが自分の中で変わっていました．今まで何も感じていなかった周りの目が気になってたまりませんでした．走りにくい．監督と二人きりの参加ということもあり，出発前の成田空港からおかしく，トイレに行き出口を出たら場所に迷い，監督もイライラ．先を急ぐ手荷物が多く私もパニック状態．パスポートをあわてて取り出し，出国手続きをしてフライトを待っていると，今度は財布がないことに気づき，見ると現金のみ約5万円．監督が貸してやるから心配するなと…カード類は持っていなかったので焦りはあったけれど仕方ない…，と出発からこんな状態です．

案の定，会場入りしても指定練習に集中できません．周回練習後のダッシュをかけるタイミングが，ほかの選手が気になりとれません…．仕方なく切り上げましたが，監督は不機嫌そう．夕食の前にふと手紙を渡されました．

「やればできる，君は必ずできる人だと信じている」という内容でした．

迷いは吹っ切れました．

試合当日，集中しスタート台へ．ここはまだ本番じゃない，本番は北京だという思いで1kmTTのスタートを切りました．

集中して，練習でしてきたことをそのまま出し切り1分08秒553．ドーピング検査が行われなかったため公認とはならなかったものの，4カ月後の北京パラリンピックに向けて良い仕上がりを感じました．この時，試合直後のインタビューで，以下のようなことを言っています．

電光掲示板を見た時は正直嬉しかったです．ずっとふわふわした気持ちのまま今日ここまで来てしまって…，昨日の手紙でこれまでを振り返って気がつき，今日は集中することができました．スタート台に着いたらパッと前が見えて周りが気になりませんでした．

そして帰国後の練習メニュー．スタートを強化するため自転車に 4 kg の鉛を付けて，人間に 4 kg の鉛の入ったベストを着てのスタート練習．がむしゃらでなくフォームを意識して確実な動きを出すこと，そして実走．とても軽く感じました．
　とにかくこの時期はいかに自信をつけるかが課題，そのような時期だったと思います．この時期に監督が初めて話してくれました．「私はあなた方選手を一番よい状態でスタートさせることが仕事だ，そこからはあなたたち選手がベストを尽くすことが仕事だ」と．プロフェッショナルなチームだなぁと，自分の責任も感じました．

北京パラリンピック

　同年 6 月には東京ドームでオリンピックチーム，パラリンピックチーム合同で壮行会を開いていただきました．
　ドームの中に特設した競輪場で 27,000 人を前に走ったのです．金メダル獲得を誓い，自転車の魅力も伝えました．
　そして 9 月パラリンピック本番．選手村に入村して 2 日目，緊張のあまり足がつってしまいました．やはりすごい大会です．公式練習後，ここに日の丸を揚げて君が代をという意識は固まりました．今までの大会での表彰台での経験が明確なイメージに結びつき，ようやくクリアなビジョンとしてイメージできました．「これはいけるぞ」と…．開会式が終わり各競技が開始されました．私は翌日の 3000 m 個人追い抜きが初戦．初日，陸上の 5000 m 金メダル候補の土田和歌子さんが，転倒負傷をして病院へ搬送されたとの情報，柔道もメダル候補が敗れたとの情報が流れてきて，私が金メダルを取り日本チームを活気づけなければと，集中することに心がけました．そして最初の種目の開催日，会場までバスで 1 時間，会場の競輪場へ入ろうとした時，ID カードがないことに気づきました．大会期間中はパスポートよりも大事ですと言われ，昨日部屋の鍵のある引出しにしまってしまったとチームスタッフに告げ，往復 2 時間かけて取りに行ってもらいました．私は外でロードを乗っていようとしましたが，監督が半ば強引に係員を振り切り入ってしまいました．私は動揺したものの監督を信じて言われることをこなしました．監督はオリンピックの監督も務め，各国のチーム監督などにも親しい人が多くとても心強い人です．
　追い抜き競走ベスト 2 に入ればまずメダルを獲得できるとみて，予選は監督のペースノートより速いペースで入りました．なんと 3 分 37 秒 848 のトップタイム．まだ勝ったことのないオーストラリアのスコット選手が相手でした．先のボルドーの世界選手権では私の後方 3 m まで詰めてきました．しかし今回は勝ちたい，いい勝負がしたいとレースに挑みました．はじめ 20 m の差をリードさせておいて後半 4 周でスパートをかける作戦．予想どおり展開し 4 の看板を確認しようとすると 3 の文字が…，とてもあせってスパートの差は徐々に詰まり，ゴール！ ピストルはほぼ同時，電光掲示板を見ると 0.013 秒及ばず，差にして 1 cm ほどでした．監督は床を蹴とばして悔しがり，私は悔しさよりきわどい戦いができて気持ちよく感じ，自転車を降りて相

手のところに行き讃え合いました．それでもプレスの取材で惜しかったですねとの言葉に泣いてしまいました．やはり勝ちたかったです．
　自宅へ電話で報告すると長男，東祈（はるき）が「なんで金じゃないの？」と．明日の1 kmTTでは必ず金を取るよと，約束しました．
　そして翌日，1 kmTT．スタッフが注意してIDカードを持っていざ会場へ．気持ちは不思議と落ち着いていました．自信からか練習もすごく感じがよい．びっくりしたのは日本人プレスの数の多さ．ランキング1位で金メダルの可能性が強いということで集まったらしいのです．嬉しいが今は集中，結果がついてこなければ意味がない．監督が召集前のトイレタイムまで管理してくれると言い，自分の心配事はすべて伝え競技のみに集中できました．ローラー台を使い念入りにウォーミングアップし，ゼッケンを付けてもらいマッサージオイルを塗ってもらいました．自分の出番を待つ間ライバルたちの走り，タイムを確認．今回はベスト記録より，確実に1位を取る走りに切り替え，落ち着いてスタートを切る，このことに集中して私は最終走者としての出番を待ちました．スタート前，聞こえる音は監督の声のみ．すべて準備でき，カウントダウンが始まりました．
　今まですべての国際大会決勝前夜は，時差も関係なく国際電話をして父親の声を聞きました．そんな父に今回は私から見に来てくださいとお願いをしました．この競技場に父がいる，これまで支えてくれた妻，家族，監督，チームスタッフ，すべての関係してくれた人々に感謝し，手を合わせました．
　自分の走るコースのみ見える．カウンター0を確認する．スタートスピードの乗りも良い．あとは後半を我慢してゴール後，会場が沸きました．電光掲示板を確認，1分08秒771――世界新記録で金メダル．ビジョンが本物に，夢のようです．思わず人差し指を突き上げました．会場にいる父親にこれが今の私だと示すような気持ちでした．
　メダルセレモニーでは，『君が代』が流れ，日の丸が揚がる．異国の地で聞く『君が代』は日本人として最高の気持ちになれます．父に見てくれとばかりに表彰式後に手を高々と挙げました．その後のドーピングコントロール，取材，公式会見と，とにかく忙しかったです．精神的にとても疲れました．
　そして競技も後半となり，残るはロード種目．1日目はロードTT．ここまで来ると勢いで走ってしまうのか，チャレンジ精神で12 kmのコースを2周．特にロードの練習はできていませんでしたが，障害を負う1カ月前は120 kmの全日本プロ選手権で3位になっていたのでこちらはおまけ，というわけにはいかないつもりで出走しました．1週目ライバルたちを5秒抑えトップ通過．しかしリードを保てずに3位でゴールで，銅メダル確定．すべての色のメダルが揃ってしまいました．
　翌日のロードレースでは優勝をねらうつもりで臨みました．順調に展開し誰も集団から逃げはありません．集団スプリントに備えて残り2 kmで牽制が始まり，蛇行した時，選手がセンターレーンのフェンスに接触，跳ね返って後ろの選手とぶつかり私のほうに飛んできました．気がつけば路面にたたきつけられ腰を強打してリタイア，

救急車で病院に運ばれました．今回，パラリンピックで金，銀，銅，落車負傷，とすべて経験しました．

　本当にパラリンピックは一人では何もできません．いろいろな人の力添えで運営，参加できるのだと気づき，とても良い経験をさせていただきました．ものすごく運もよかったし，関係各位に大変感謝しています．間違いなく私の人生最高の宝だと思います．また，夢は叶うのだと感じました．

　開催期間は練習，食事あとの時間は自分で管理することになりますが，不安なためできるかぎり外出は避け，休むようにしました．体力的なことよりも精神的に疲れないよう心がけました．そして父親が近くにいるという絶対的な安心感がよかったのだと思います．

　帰国前，団長にご挨拶をして「これから帰ったらまず就職活動をします」と言うと，「あなたに務まるところはあるかね」と言われ，「とにかくこのままではいけないですからと…」と帰国しました．

　それからがまた大変でした．帰国後すぐに赤坂プリンスホテルへ．翌日はTBSテレビの朝のニュース番組に，ほかの種目選手，金メダリストと生出演しました．その後ハイヤーで帰宅．すべて初めての経験です．

　興奮状態にあるのか体力がついたのか，寝込むことが少ないのが不思議でした…．

　やっと自宅に帰宅した翌日だったか，家に藤沢市役所から市長秘書が訪れてこられ，市長のほうから市民栄誉賞を贈りたいので9月30日市役所本館前にてお願いします，と言われました．当日は小雨だったにもかかわらず，藤沢市役所本館前におよそ400人の方が集まってくれました．

　そして授与式．

　式では藤沢市の体育施設管理会社，藤沢市スポーツ振興財団（現，藤沢市みらい創造財団）の職を斡旋してくれました．

　私は「皆様の関心，応援が私たち選手に力を与えてくれています．パラリンピアンはネガティブなことは言わず，自分のプラスになることを考えている人たちが多いと感じました，応援ありがとうございました」「練習はとてもつらいですが，競技を終えた瞬間は何とも言えない気持ちよさがあります．今後は市民の皆様にスポーツに限らず伝えていきたい」と述べました．スポーツを通しての関わり合いを子どもたちも含め持ちたいと考えていましたので，まさに天職だと思いました．

　市長には感謝します．

◆ 二度目の落車

▶▶ 2009年（平成21年）

　5月，次のロンドンパラリンピックに向けて，またBTパラリンピックワールドカップに招待されました．基本，斑目監督とのトラック競技の最後の遠征ということもあ

り，私はとてもさみしく思いましたが，とにかくベストタイムでと思っていました．監督はどう思っていたかわかりませんが，終わってみれば0.2秒北京の記録を更新していました．ドーピング検査もあり記録は公認されました．これには初めて監督の驚く姿を見ることができ，嬉しかったです．

▶▶ 2009年（平成21年）9月

　そして9月，開催日の2週間くらい前だったか，急遽行かないはずのUCIパラサイクリング世界選手権ロード大会に斑目監督と選手は私1人，現地でマッサー，メカニックが合流することで参加が決まりました．練習も気持ちのほうも上がっていませんでした．しかしコースの下見を兼ねて練習し，その後ホテルでミーティングをしました．

　本番初日，はじめはロードTTの順位は7位でした．翌日のロードレース，最後までトップグループに残り最後の1km地点の丘登りで少し離されて，下りで追いつきゴールまで100mの付近で地元イタリアのピタコロ選手に追いつき2人で優勝争いになり，牽制が入り蛇行，その瞬間私はフェンスに激突，頸椎，胸椎含む12本の骨折，肺血気胸を起こし意識はなく，救急車で病院へ搬送されました．意識が戻るとベッドの上で肺を洗浄しているのか，どす黒い液体の入った瓶が見えました．後は胸の肺から漏れた空気を出すホース，首は固定され，とにかくひどく痛み，呼吸が苦しかったのを覚えています，息が吐けるが吸えない，何とも経験したくない苦しみ，しかし「痛さがわかる」．頭は大丈夫だと安心もしました．チームリーダーの栗原さんによるとヘルメットはバラバラで原形をとどめていないそうで，頭皮も3カ所縫われていました．

　しばらく栗原さんは私の部屋に寝泊まりして付き添ってくれました．2〜4日はあまりの痛み，苦しさで何も覚えていません．点滴のみで1週間くらい経った頃か，マッサーの宮島さんもしばらく付き添ってくれました．付き添いが必要なため日本から妻を呼ぶと栗原さんから言われて，とても嬉しかったです．同時に，日本の自転車映像会社の社長が言葉が通じずに大変だろうと通訳さんを雇ってくれました．とても心強かったです．またタオルやせっけんなどいろいろと買ってきてくれました．痛み止めは点滴していましたが，それが切れるたびに痛みがひどいと伝えると，麻酔医に相談して，2日間効き目が続くポンプ式の痛み止めに切り替えてくれました．精神的に落ち着きました．医師の診断で頸椎C6，7，T1，2を損傷しているものの，脊髄を支える骨は無傷だそうで，医師も「奇跡だ，すごい強運の持ち主」と話していたそうです．

　何日かして肺を洗浄する機器を別のものと変えました．状態は良くなるとのこと，このまま様子をみて来週火曜日にミラノの病院に転院できる予定とのことでした．その次の日には妻，智子が来てくれました．気持ちで何とかもっている状態です．自転車に乗れるようになるなんて少しも想像できませんが，レースを振り返ると悔しさで汗が出てきます．排便もなく浣腸して何日ぶりか…，とてもすっきりしました．

　しばらくして肺の状態も良くなり救急車で転院．この日の妻の帰国に合わせ，日本で世話になっている平松さんまで付き添いに1週間来てくれました．転院のための移

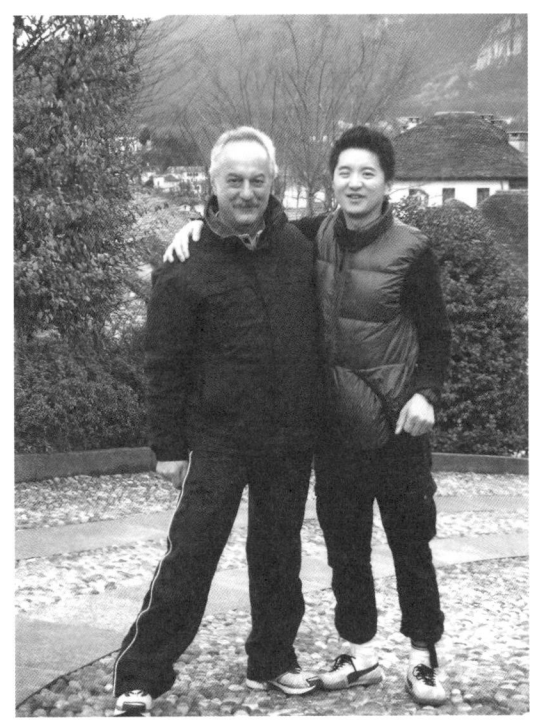

2011年，イタリアワールドカップにて，
ポレッティ氏に再会

動途中の高速道路をとても速い速度で走るので，あと5分も乗っていたら嘔吐するところでした．ミラノの郊外の大学病院はものすごくきれいでした．駐在員の方たちが使うそうです．下のバール（喫茶店）に行きエスプレッソを飲んだり，レストランで食事をしたり…．ヨーロッパチーズが好きだと言えばいろいろ買ってきてくれ，イタリアの入院生活を楽しく過ごせました．とはいえ頸椎と肺の気胸が良くならないと飛行機に乗れないようで最初は3カ月間入院と言われましたが，いろいろと保険会社が病院側と交渉を続けてくれて1月半くらいに短縮され，なおかつ日本に即入院できる条件で退院許可を出してくれました．帰る前に栗のジェラートが食べてみたいとリクエストしたところ，探して買ってきておいてくださいました．早速，日本の主治医の橋本圭司先生に連絡し東京慈恵会医科大学附属第三病院を紹介していただきました．

退院日が決まる頃，イタリア自転車協会からポレッティ氏が見舞いに駆けつけてきてくれて，自転車とチーズの話で盛り上がりました．怪我を治してまた選手として戻って来いと言ってくれて約束をしたことがとても嬉しかったです．必ず治すと誓いました．

日本へ転院の日，理学療法士のマルコとあいさつし必ず戻りますと約束して救急車でミラノの空港へ．空港も飛行機に救急車を横付けし4人がかりでリフトに揚げてもらい，通訳の潤さんと握手をして機内へ．映画のワンシーンのようでした．離陸後は付き添いの医師から痛み止め，睡眠薬をもらって飲み，目が覚めたらあと1時間で成

田との放送．やっと日本です．イタリアでの入院生活で人の温かさは世界共通だなぁと感じました．

必ず治し競技の世界に絶対戻る，心の中でそう固く誓いました．

10月15日帰国，5日間成田病院に入院，そして東京狛江の東京慈恵会医科大学附属第三病院に転院しました．作業療法で認知機能検査をしたところ，記憶力のアップを認めました．なぜだろう．理学療法ではエアロバイクを乗車したりして，医師と今後の治療方針を考えました．すると家族から子どもたちがお父に会いたいと言っていると聞き，鎖骨の手術は地元の病院ですることに決めました．一度退院し，地元の湘南台病院で鎖骨の手術をしました．術後も右腕がしびれていることを伝えると，腕神経麻痺でこれは後遺症として残ると言われました．握力が5kgしかなく，これには参りましたが，まあ，まだわからない，時間かけてみていこうと思いました．しばらく競技は休んで，みらい創造財団の事務所へ帰国の挨拶，当分仕事もできそうになく気分が沈みます．

それからなんとかロードレーサーにまたがり乗り込むことができるようになったのは，2009年（平成21年）12月のことです．息がとても苦しい…．自転車競技は引退かなぁと思った時，障害者自転車協会にたくさんの方から応援カンパ，メッセージが届いていました．それもかなりの金額．応援メッセージには怪我を治してまた競技の世界に戻ってきてくださいと，このような内容のメッセージが多く，引退を考えていましたが，また気持ちが動きました．

しかし，ここからの葛藤が大変でした．障害者自転車協会のスタッフからは今はリハビリの時，と強く言われ，練習らしいことができません．会うたびに「病院に行っていますか？」の問い．心配してくれているのはとてもありがたいのですが，思うように回復せず焦っていたのは事実です．それと2012年（平成24年）から今までの日本障害者自転車協会から一般社団法人日本パラサイクリング連盟に法人化し，理事，スタッフともに人が入れ替わったことにも，正直戸惑いがありました．

これからは実績で評価せず，現状の成績で評価するとのこと，どうも風当たりがきついなぁと思うことが多く，モチベーションが下がることが続きました．

そんな中，まず参加したのが2010年（平成22年）広州でのアジアパラ競技大会．種目は3つ，1kmTT，4000m個人追い抜き競走，ロードTT．

この大会も斑目さんが監督を務めてくれました．負傷後の初レースはアジアのライバルはあまり数がいない中で中国の若い選手が強く，1kmTT，個人追い抜きとロードTTともにC4クラス2位でした．世界で戦うにはまだまだの成績でした．

🔹 乗り越えた先にみえるもの

▶▶ 2011年（平成23年）

5月．オーストラリアでのロードワールドカップは，タイムトライアルのみの参加．

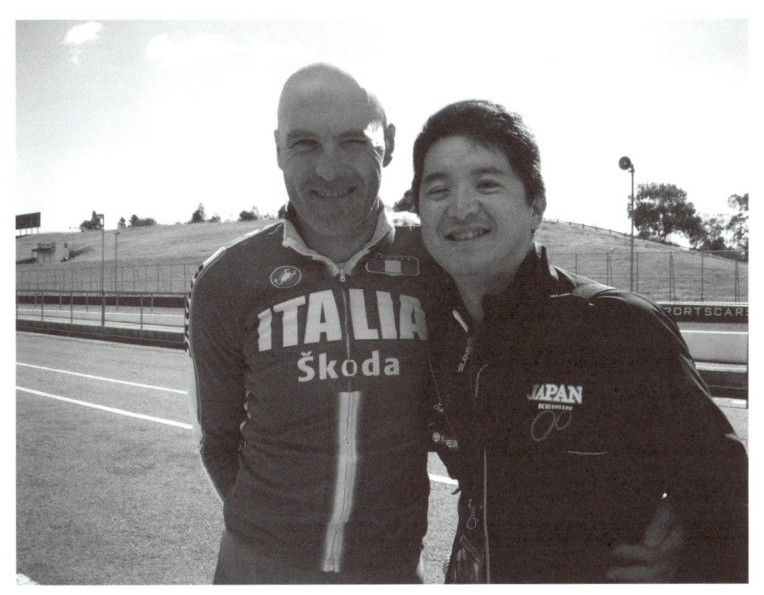

2011 年，ワールドカップにて．2009 年のイタリアの世界選手権で競り合って負けたピタコロ氏と

しかし表彰台には遠く力の差を感じました（5 位で，UCI 年間ランキングポイントは加算されました.）.

9 月，デンマークでのロード世界選手権も，タイムトライアルに参加．印象も覚えていません．成績は良くありませんでした（14 位でした）．

▶▶ 2012 年（平成 24 年）

5 月，ロンドンパラリンピック 3 枠のうち 2 名内定．最後の 1 枠の決定戦を 5 月のロードタイムトライアルで決定するとのこと．愛知県のコースでしたが，高校からの親友で，水泳ナショナルチームコーチを務める藤井太郎君が，今回私のサポートで来てくれました．

当日は雨風が強く厳しいコンディション，相手も条件は同じ．相手はハンドサイクルのため，ハンデは係数を与えて平等にする条件．念入りにテントの中でウォーミングアップをしてスタート．濡れてしまえば気持ちが良い．とても良い感じで周回を重ねて権利を獲得しました．メンバー入りを伝えられました．とても嬉しい．しかし戦いはこれからです．北京の時とはまったく違う気持ちでロンドンパラリンピックを迎えます．記者発表などをしてパラリンピックに備えます．イタリアでの入院中通訳をしてもらった潤さんに報告．イギリスまで応援に来てくれるとのこと，頑張らなければ．今回は私の両親，妻に子ども 3 人もロンドンまでツアーで応援に来ます．子どもたちに父親の姿を生で見てもらいます．言葉ではできない教育になるでしょうか？

今回のロンドンパラリンピックではメダルこそ取れませんでしたが，怪我後のベス

トタイム1kmTT1分9秒台で6位入賞．仮に北京の時のタイムを少しでも更新できれば3位に届きました．やはり悔やまれるし，今後いかに怪我をしないようにとスポーツ指導していくうえで説得力があるかなと．この経験を生かしていきたいと思っています．すべて起こることには意味があります．無駄にはしたくありません．苦しい，つらいと思うことを乗り越え手にした勝利には，何にも代えがたい世界が待っています．この経験を子どもたちに伝えていきたいです．

しかし生きるとはつらいと思えることのほうが多い．その中でいかに楽しみながら乗り越える術を身につけるかです．学校教育だけでなく，いろいろな経験をさせていきたいです．

今私たち家族は怪我を通して妻の愛，両親の無償の愛を知り，とても大切にしたいと思えるようになりました．子どもたちにも勉強以外の大切なもの，言葉では難しいのですが，伝えていきたいと思っています．今，私はとても幸せです．

この世界に感謝！

2）高次脳機能障害の当事者として

宮田 康弘

　高次脳機能障害当事者の宮田康弘と申します．昭和45年（1970年）生まれなので今はいくつでしょうか？　障害のせいと加えて意識的なものもあると思いますが，自分の年が，そして現在の西暦がわからなくなってしまいます．

　現在は療養病院のリハビリテーション科で働かせていただいております．非常に幸せな職場で働かせていただいております．
　今は，パッと見には特に何も障害などないように見られてしまいますが，ここまで来るのにずいぶんといろいろなことがありました．

　「何もない」というのは僕の主観で，周囲の人たちから見れば「やっぱり変だよ！」と思っているかもしれません．多分思っていると思います．でも，"変"なのは障害後に始まったことではありませんが．

◆ 事故当時～北里大学病院の小児科医だったころ

　僕が脳梗塞に倒れて，高次脳機能障害になったのは，平成15年（2003年）1月26日，32歳の時のことでした．
　その当時は出身大学の北里大学病院の小児科医で，病棟チーフレジデントとして働いていました．僕の倒れた当時は小児科病棟が3棟しかなく（その前の春までは4病棟，120ベッド以上あったはずです），それでも90ベッドはあったはずですから，ふつうの病院の小児科としては，かなり規模の大きなほうだったと思います．

　冬場は風邪やインフルエンザ，それに胃腸炎や髄膜炎などの患児も定期的に入院してきて，かなり忙しくなります．そのため，ほかの病棟に頼み込んでベッドを空けてもらって入院させるなどということも日常茶飯事に行われていました．
　この年も同様だったようです．
　このため，かなり忙しくしていたようです．ただ，残念なことに自分のことなのに記憶がはっきりせずに他人事のようです．

病棟のことで覚えているのは，倒れる数日前に髄膜炎の患児の腰椎穿刺（背骨の下の方から針を刺して，背骨の中にある髄液という液体を採取する処置で，少し間違えると神経を傷つけてしまい，最悪の場合，半身不随になってしまう可能性のある，危険な処置です）をやったことと，当直でもないのに泊まり込んでいて，そこからスキー場へ行ったということでしょうか？
　たまの休みだったので遊びに行こうとしていたんですね．その当時は少々の無理は何でもないことだと思っていました．
　ただ，残念なことにそのあたりのことははっきりとは覚えていません．
　僕の住んでいたところは神奈川県の相模原市という田舎で，病院に行くまでに大きなゴルフ場や牛舎，畑などがあるのんびりした辺りでした．新宿から箱根に行くちょうど中間あたりと言えばわかりやすいでしょうか？
　そこから長野県のスキー場に自動車で向かい，現地でほかの人たちと合流したようです．ほかの人たちとはその時に会うのが2回目のスキーサークルの仲間だったようです．ちょうどその当時「ファンスキー」というのを始めたばかりでした．仲間と落ち合ってスキーをしていたんですが，何本か滑って下まで降りてきたところで，「きもちいい～」と言ってゴロンと横になったようです．そしてそれっきり．意識を失ってしまったようです．周りが声をかけてもまったく無反応で，「そういえば確かこの中に誰か医者がいたよな？」「誰だ？」「あっ，こいつだっ!!」となったようです．
　もう周りは大変だったでしょう．何しろ，そういうときに一番頼りになりそうな奴が倒れてしまったんですから．
　すぐに救急車が呼ばれて，近くの佐久総合病院という病院に運ばれたようです．そこは，農村地帯にありながらもCTを置いていたりする，先進的な病院だったようです．そこでCTを撮って，多発性脳梗塞と診断されました．そこには5日間くらいいたらしいのですが，ほとんど覚えていません．数年前にそちらの病院にも行ってみたんですが，まったく知らない場所でした．
　その後，当時僕が働いていた北里大学病院に転院しました．
　神経内科に入院し，かなり手厚い治療をしていただいたようです．このころは声も小さく「蚊の鳴くような」感じだったようです．
　ただ，ここでは非常によくしていただいたことを覚えています．
　受け持ち医を当時病棟の管理業務で忙しかったはずの同期の神経内科医がしてくれたり，学生時代の彼女が毎日のようにお見舞いに来てくれたり．
　本当に感謝しています．
　北里大学病院にはリハビリテーション科はなく，七沢リハビリテーション病院脳血管センターへと転院になりました．そこからが壮絶なリハビリ人生の始まりでした．毎日毎日，血の汗を流しながらの厳しいリハビリに耐えました……と，いうようなことはまったくなかったようでした．歩行訓練や記憶の訓練などをしていたようです．しかし，その内容はほとんど覚えていません．期待したほどの改善もないまま，6月に

札幌の実家に帰ってきました．

◆ 実家に戻ってのリハビリ生活と『オレンジクラブ』への参加

　このころはかなりボーッとしていて，ほとんど一日中寝ているような生活だったようです．北海道医療大学や，北海道大学病院リハビリテーション科を受診しながらも，ほとんどの時間を家で寝て過ごしていたようです．その後札幌脳外傷友の会『コロポックル』に定期的に通っていました．

　倒れて約2年たった平成17年（2005年）4月から東京へ通い，東京慈恵会医科大学で開催されていた『オレンジクラブ』二期生として，集団リハビリテーション「リンチピン（現在は「羅心版」）」を受けるようになりました．

　初めは，東京まで行ってもリハビリ中に寝てしまい，ほとんど「寝て」帰ってくるというような状態だったようです．寝に行くだけの息子に母はよく東京まで付き合ってくれたものです．そして，その間父も一人でよく頑張ってくれたものだと思います．

　そのうち，徐々に起きていられるようになりました．『オレンジクラブ』で習ったことが記憶に残り，札幌に帰ってからも何となく覚えていられるようになりました．

　しかし「メモ帳をつけろ」だとか，障害の自覚についての話だとか，その当時にはあまりにも興味のない話ばかりでした．

　あとは，簡単な計算問題をよく「やらされていた」記憶があります．今考えるとあれが一番直接的には脳への刺激として効いていたのではないでしょうか？

　それと，また，このころはよく映画を観に行った記憶があります．『オレンジクラブ』に行くときには，前日に東京に行くのですが，その際に映画をよく観に行ったことを覚えています．ただ何を観たのかまではほとんど覚えていません．

　平成19年（2007年）には，札幌デイケアセンター，前述の『コロポックル』そして『オレンジクラブ』とかけもちし，また父の経営していた「みやた胃腸科」でレントゲン技師として，働かせてもらうようになりました．「一週間の予定をしっかりと組む」ことで，のんびり寝ていられなくなりました．これが，一番簡単かつ確実なリハビリ方法だと思います．

　高次脳機能障害のリハビリのより具体的な内容もお話ししようと思ったのですが，記憶障害のある身ではなかなか大変です．何しろ，ほとんど覚えていないんですから．覚えているのは，デイケアセンターでは「粘土」をやっていたこと，あとは朝と帰りのミーティングのようなことをやっていたことぐらいです．

　『オレンジクラブ』では，計算ドリルや漢字ドリル，それから「リンチピン」という集団療法とでもいうのでしょうか，一個人の問題点（困っていること）を挙げて，参加者のみんなでそれについて話し合うということをやっていました．僕は，自分の「リ

ンチピン」の際に「困っていないことに困っている」と言ったのをよく覚えています．実際そうだったんです．「よくみんなそこに困らないな～」と思っていたくらいですから．そしてこれこそが当事者の"生の声"ではないでしょうか？

　なかなか「困れない」んです．「困る」というのはかなりの高次の機能のように思います．残念ながら僕はこの分野の専門知識を持ち合わせておりませんので，「困る」というのがどのくらい大変な事なのかはわかりません．

　しかし，生まれたての子どもは困りません．「不快」になったら泣いて知らせます．

　「それでも，だれもうんちの対処をしてくれなかったらどうしよう」と思い悩む子どもを見たことはありません．

　幸いにも僕はその機能が保たれていたんだと思います．

　それから，「リンチピン」のほかのメンバーと一緒に遊びに行ったりもしました．

　東京タワーに行ったりしました．それから，サッカーを観に行ったりもしました．

　大変楽しい時間を過ごしました．やはり，「楽しむ」というのは刺激としてはかなり重要なものだと感じました．

　『オレンジクラブ』では「この時間をハッピーに過ごしましょう」というような標語が掲げられていました．これは，まさにこの障害をもつ者にとって（だけではなくすべての人にとっても）とても大切なことのように思います．

◆ 現在〜療養病院リハビリテーション科での勤務

　平成20年（2008年）4月から，東京慈恵会医科大学病院リハビリテーション科に見学生として勤務させていただくようになりました．

　この時は，東京で歯科医をしている妹と一緒に目黒に住み，そこから乗り換えなしで地下鉄とバスで通いました．

　そしてその翌年の平成21年（2009年）2月から地元に戻り，療養病院のリハビリテーション科に勤務させていただくことになり，現在も勤務しております．

　ここで，現在の状況についてお話しさせていただきます．

　週に三日，療養病院での勤務，週に二日は老人保健施設で働かせていただいています．

　いずれも老人のリハビリテーション業務なんですが，記憶障害のある身にはこれがなかなか大変で．周りのスタッフに迷惑をかけっぱなしです．

　現在実際に行っているのは患者様のリハビリテーション業務全般です．歩行訓練が必要でかつ可能な患者様には歩行訓練をしますし，コミュニケーション訓練，マージャン，将棋など，僕のできることで，それを必要としてくれる方がいらっしゃるのであれば何でもします．

　実際には周りのスタッフにフォローしてもらうことも多々あります．

しかし，少しずつではありますが，確実に進歩しているようです．

療養病院で働くようになった頃は，発動性の低下が顕著で，傾眠傾向も強かったようです．ぼんやりとした印象で，話す速度もゆっくりで，口数も少なかったということです．
今ではそんなことがあったなんて誰も信じてくれないようです．
さらに，トイレの場所も，リハビリ室や医局からだと行けるけれども，ほかの場所からはまったく無理な状態だったようです．これも今となっては信じられません．
それでも，リハドクターとして働き始めることができ，実践の場を使って，自らのリハビリもかねて業務をスタートさせました．
さすがに初めはリハスタッフと一緒に患者様に介入することからスタートしたようです．患者様の顔や特徴，そして何をするのかなどを繰り返しインプットすることから始まりました．
患者としてリハビリを受けるのとは違い，待ったなしの状況に疲れてしまうことも多々ありましたが，そこはスタッフがうまくバランスをとってくれて，日々のリハビリ業務をこなしています．

日を重ね，回を重ねるごとに，患者様の顔や特徴，対応の仕方も自然に身に付き，それに伴い発動性の低下や傾眠傾向も改善していったようです．
それぞれの患者様に対して，状況の変化，感情・対応の変化などをできるだけカルテに記載することになっているんですが，とにかくこれが大変で…．
以前は「将来は物書きにでもなってやろうか」と考えるくらいに文字を書くのは好きなほうだったのに，今では記憶がもたないせいで，何かを書くということがほとんど苦手になってしまって，「カルテを書く」という作業も，苦痛なことのひとつに数えられるようになってしまいました．このためなかなか書かないので，周りのスタッフが書いてくれることもありました．カルテを書いていないと後々困ることになるのはわかっていたんですが，なかなかできませんでした．
最近では，「終わったらすぐにカルテを書く」というようにしてもらって，書き残しや記憶障害による弊害を減らすようにしてもらっています．
いろいろと周りの方々にはご苦労をおかけしています．
それでも初めの頃に比べると想起速度や記憶の保持力はアップしているようです．ただ，覚えていないことや，覚えられないことに対する不安感はあいかわらずありませんが．
今の職場は僕のような障害者にも分け隔てなく接してくださいます．本当に感謝しております．

◆ さいごに

　僕は元小児科医です．
　そして今働かせていただいているところは老人病院です．まったくの「畑違い」です．
　そうすると，それまで，健常だったころには接したことのない種類の患者様しかいません．何しろ，子どもたちの家族としても接したことのないような方たちばかりです．
　しかも今の僕は高次脳機能障害者です．
　そんな一人ではまともに働けない人間を雇ってくださり，本当に感謝しております．

　高次脳機能障害は，誰にでも起こる可能性のある障害です．我が家は親が高齢者で親子で高次脳機能障害者のような生活です．今の病院に来て思いましたが，高次脳機能障害は老人性の認知症と似たところがあります．ただ，確実に違う点は，「良くなる」可能性が高いところです．老人性の認知症はなかなかよくなりません．しかし高次脳機能障害者は若い方が多いですから，よくなる可能性も高いんです．実際に僕もまだまだ回復してきているのを感じています．
　お近くにいらっしゃる障害のある方も，必ず良くなっていきます．まずは家族がそれを信じてあげることだと思います．日々必ず変化していきます．それを良い方向へ向かわせてあげられるのは，当事者の周囲の方たちです．まずは家族です．
　ただ，気がつかないくらいゆっくりかもしれません．でもあきらめないで続けてあげてください．必ず変わります．良くなります．実体験者が言うんですから間違いありません．
　ただ，そこには根気強い家族や周囲の支えが必要かもしれません．
　あきらめないであげてください．
　僕も少しずつできることを増やせればいいなと思っております．

8

3）自分を鍛えて逞しくなる

堀間 真

　新聞やテレビのニュースで，東日本大震災後道路が復旧した，お店が開店した，三鉄（三陸鉄道）が開通して沿岸の地域が復興したとかいいますが，何をもって復興というのでしょうか．よく見れば空き地と枯れ草だらけです．

　自分も以前から，復活する，元に戻ることを目標にしてきました．自分にとっての復活とは怪我をする以前の自分を超えることです．

　他人は自分のことをとても良くなったと言いますが，まだまだ本当の自分ではないと思っています．きっと被災地の人たちだって同じ気持ちなのではないでしょうか．

◆ このいい男は誰だ？

　あまり見たくない，見られたくない写真です（図1）．事故から1年近く経った頃なそうで，もちろん自分ではこのころのことは全く覚えていません．

　だから，この写真の頃のことには責任をもてません．

　岩手県のどこの病院や相談窓口でも自分みたいな患者はいないと言われて，やっと探して栃内第二病院で受診をすることになったそうです．いつもの常とう手段で自分にとって何かいいことがなければ行かないと親にゴネました．行ってあげる代わりに帰りに買い物をすることで承知しました．声が出にくく，低音でガザガザした声のため，知らない人と話すのは面倒なのでだんまりを通すことにしていました．

　それが病院で初めて会った山舘圭子先生にいきなり，「あら，素敵なブレスレットですね」，と自分のブレスレットを褒められました．不覚にもつい嬉しくなって，「はい，グッチです」と，口を開いてしまいました．

　予定では帰りに彼女の誕生日プレゼントを買うことにしていましたが，自分のピアスを買ってしまいました．

　褒められると弱い．

　母と東京で開催されていた集団認知リハビリテーションの『オレンジクラブ』（→10章参照）に通っていた頃のこともよく覚えていませんが，ヒントを出されれば，あ〜そういえばそんなこともあったし，あんな人もいたな，と思い出します．しかし，考

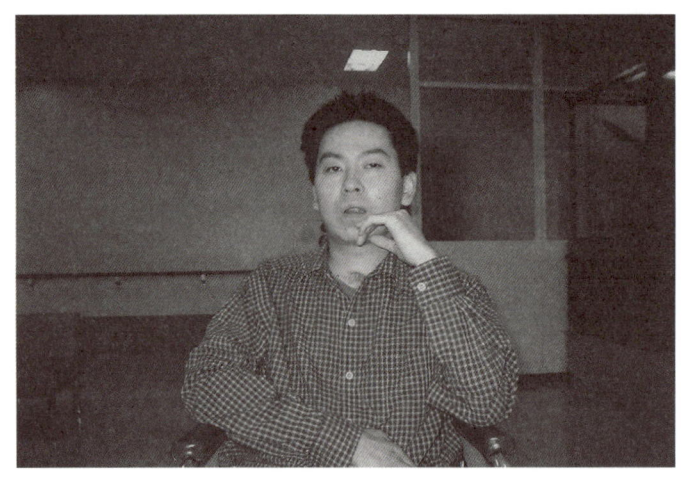

このボーとした状態で見舞客のこともすぐに忘れて，リハビリテーション病院の中で夜中に迷子になったりしていた．退院の頃（受傷から1年後）．

えてみると行く目的だけはしっかりとありました．盛岡でいくら探しても手に入らない漫画本（※きうちかずひろ：BE-BOP HIGH SCHOOLの43巻以降）を買うことです．今でも本棚にその巻だけがありません．東京でもいくら探してもありませんでした．

『オレンジクラブ』に通って橋本圭司先生に出会えてよかったと思うのは，『オレンジクラブ』ではたまに飲み会があったことです．事故後，初めて普通の大人の人間として認めてもらった気がして，とても嬉しかったのを覚えています．

◆「真さんの目標は？」「自分を鍛えて昔の自分を超えること」

自分は事故で怪我をして体が不自由になっただけではなく，どうやら記憶にも障害があるらしいと気がついたのは，平成23年（2011年），当時羽場にあった盛岡市地域活動支援センターⅢ型『工房イーハトーヴ』に通っていた頃からだと思います．

その頃は『工房イーハトーヴ』に通うことが，自分にとって何の意味があるか理解できませんでした．たった300円の収入のために自分の大事な時間をこんなところで費やすのはもったいないと思っていました．家で自主学習をしていたほうがどんなにいいかわからない，とにかく勉強をして脳を鍛えることが先決だと思っていました．

今でも自主学習しなければ脳がどんどん腐っていく気がします．とはいっても，毎日一人家でナンプレ（ナンバープレース）や『漢字道』だけをやっていても，『工房イーハトーヴ』やみんなのことは気になります．たった300円のために自分の大切な時間を割くべきか，自主学習をとるべきか，されど300円は300円だ．自分の心が揺れました．いつも心は行くべきか行かざるべきか葛藤していました．

毎日通える所があることはありがたいと思えたのも，このころからでした．

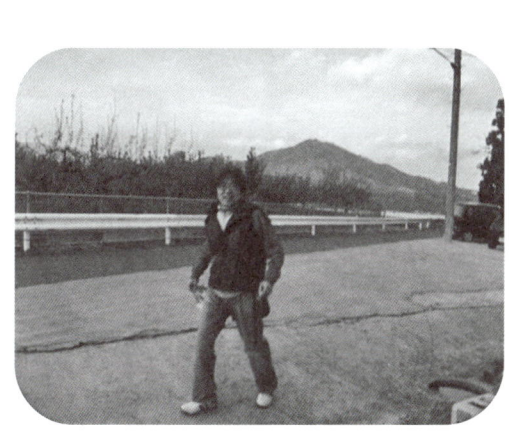

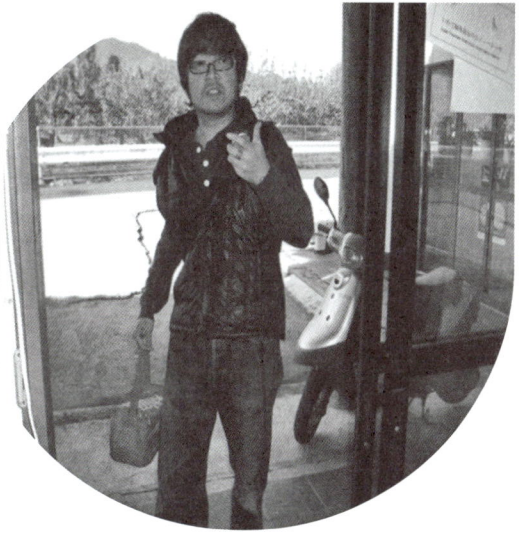

毎朝，トレーニングのために工房まで歩く．
手にはストップウオッチを欠かさず持っていく．

　人に「真さんの目標は？」と問われると，「自分を鍛えて昔の自分を超えること」と答えていました．すると「もっと具体的には？」と言われます．自分でもわかりません．そのためイライラします．このままではよくない，かといって何をすればいいのかわからないのが事実．

　『オレンジクラブ』いわてバージョンの「リンチピン」（現在は「羅心版」→10章参照）で，やはり「目標は？」と司会のドクターから聞かれて，ついに盛岡市の障害者スポーツ大会1km走に出場することと言ってしまいました．何故そんなことになったかといいますと，何かスポーツがしたいなぁと『オレンジクラブ』参加者の前で話したことで決まったように覚えています．人前で宣言したからには（させられた？）トレーニングのため，自宅から『工房イーハトーヴ』まで徒歩で通うことにしました．それまでは母の車での送迎でした．

◆ 大会出場に向けてトレーニングをはじめる

　歩くからにはタイムを計ります．ストップウオッチが必需品です．毎日パソコンにタイムを入力しました．どんどんタイムが短縮されていくことがわかって嬉しかったです．また『工房イーハトーヴ』の指導員が大きな紙にタイムを棒グラフにして事務所に張り出してくれました．だからやめるにやめられません．

　それに一人で歩くことはとても気持ちがよいものです．どんどん距離を伸ばしました．たまに自分のトレーニングを意に反して邪魔されることがあります．

　「大丈夫ですか？　お家まで送るよ」と言って無理やり車に乗せられて護送される

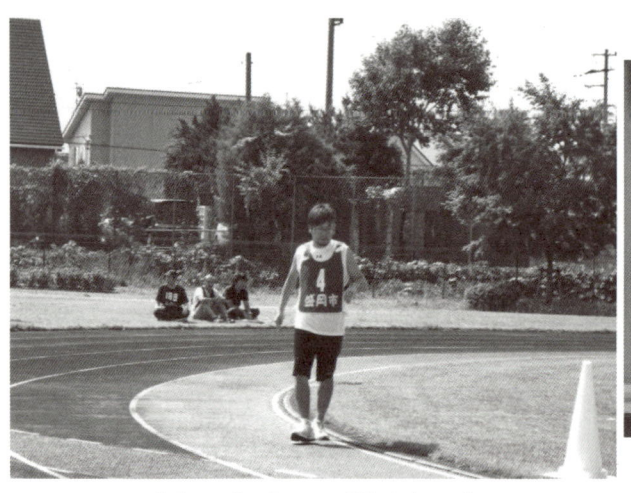

まさにダントツの「独走」です
周囲にはだれもいません．

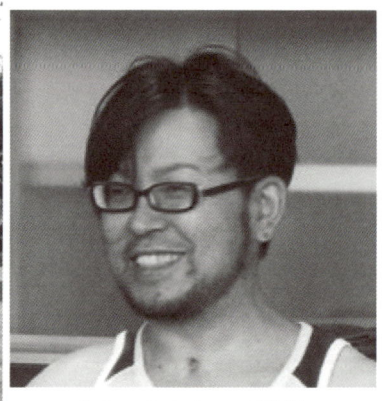

ビリでも完走でご満悦．
「やりきったぜ！」

のです．元営業マンの癖で自分の意志とは関係なく，つい，にこにこと「すみませんね．助かりました」と，それに甘えてしまうのです．ここで毅然とした態度を貫けない自分の弱さを思うのです．

　本当は，密かに努力していることを人には知られたくない．みんなの前では，俺は努力なんかしなくてもできてしまうんだよな，というスタンスでいたいです．

　訓練を積んで，盛岡市の障害者スポーツ大会に3年連続出場しました．タイムは短縮されることはなく，なぜか年々遅くなる．皆さんより3周も4週も遅れてゴールです．

　母からは競技運営に支障をきたすから，やめたらどうかと言われますが，自分では完走したことで満足です．皆の声援がたまらない．爽快です．

　毎朝トレーニングをして体を鍛えていますが，さすがに雪が多い日や，足が痛い日は動けないこともあります．雪の日は車が車庫から出庫する前に雪かきをします．自分は働くこと，体を動かすことは苦になりません．むしろどんどん働きたい．父は「手伝ってくれてありがとう」と言いますが，これは雪国に住む家族の一員として当然のことです．自発的に行うことであり，手伝いではありません．

◆いま，そして，これから

　平成24年（2012年）から，生生学舎『アダージョ』という就労継続支援B型事業所（高次脳機能障がい）に通っています．

　仕事は洋菓子，和菓子，キムチなどの食品加工の仕事と，創作，音楽，手芸，認知トレーニングなどがあります．自分はほとんど加工室での仕事ですが，別にお菓子作りやキムチ作りを将来の仕事とは思ってはいません．毎日通う所があり，みんなと仕

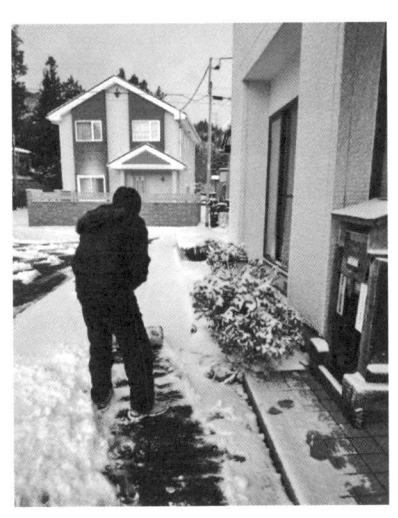

玄関前の雪かき．雪の日の足跡は，歩き方が悪いことと，雪の日は危険なため余計に歩幅が狭い．

事ができることで充実しています．最近，『アダージョ』の商品の注文や売れ行きがよくなってきているそうです．どうりで忙しい．

　4月からは，仕事も作るだけではなく，自分たちで原価計算やそれぞれの店での売れ筋商品の市場調査もやらされます．仕事が忙しい代わり，ベースアップがあることをチラつかせていますので，まあ，これはこれでいいことです．

　昨年（2013年）あたりから，自分が，だんだん高次脳機能障害者と言われていることが申し訳なく思えてきています…．

　もっと重い障害者はもっともっとたくさんいるのになぁと思えるようになってきたからです．ですが，「お前は正常か？」といわれたら自分は正常ではないので，今のままでOKということになります．このまま障害者として生きるのなら『アダージョ』でトップになろうと思います．

　我が家では自分が障害者になったことで，弟が家を継ぐため東京から帰ってきました．しかし，昨年結婚して独立しました．近くに家を買って住んでいますので大丈夫だとは思いますが，将来この家はどうなるのでしょうか．祖父母もまだ元気で，この調子なら100歳近くまで生きるでしょう．

　本当は祖父母，両親，家を含めて長男である自分が守らなければならないと思うし，気がかりですが，今の状態では無理です．

　何をするのかいまだはっきりしていませんが，これから自分自身で自分自身を作っていこうと思っています．

確実に自分は一昨日より昨日，昨日より今日，そして明日というように，毎日少しでもよくなってきていると思います．どうせ，あと40〜50年の人生なら，心も体も鍛えて逞しくなりたいです．

　よし！　幸せを感じて死ぬと決めた．

9

1）私たちの13年間の記録

石井 智子

　競輪選手だった夫（当時婚約者）と，エアロビクスやヨガのインストラクターだった私は，結婚が決まって式場の予約も済ませ，新居を決め，2人で暮らし始めて5日目の平成13年（2001年）7月16日，まさに幸せの真っただ中に，その事故は起きました．

◆ 事故に遭う

　13年経った今でも当日の細かい状況が手に取るように思い出せます．
　レッスンを終えて夕方家に帰ると夫は不在でしたが，まだ練習から戻っていないんだな，と特に気にもせず洗濯物を取り込んでいた時，留守電のランプが点滅していることに気づきました．再生すると，夫の母から「雅史が事故に遭い病院にいるので連絡下さい」とのことでした．
　駆けつけた病院で見た夫は，大怪我をしているようではなく，静かに眠っていました．
　しかし，呼んでも起きてくれないのです．大きな声で何度も呼ぶとうっすら目を開け，言葉にならないような感じで口が少し動き，またすぐ寝てしまうのです．
　急カーブの峠の山道で自転車練習中に車と正面衝突し，頭部を轢かれたとのことでした．
　それからは仕事の合間をぬい毎日病院へ通いましたが，夫の状態はあまり変わらず，何度も呼びかけやっと開いた目は，黒目があっちとこっちへ行き焦点が合わず，思わずぎょっとするくらい人相も変わって見えました．
　医師には「何日経ったら意識がはっきりするかわからない」と言われ，また見舞いにきた友人たちは，皆まさかそこまでの状態だとは思っていなかったようで，一言声をかけて，絶句．次の言葉が見つからないようで黙ってしまうのです．私はといえば，少しでも脳の刺激になればととにかく話しかけ，2人とも大好きなバンドの曲をかけたり，歌ってみたり．好物のピザを買っていったこともありました（結局一口も食べてくれませんでしたが）．
　引っ越したばかりのアパートには2人で選んだ家具が届き，でもそこに帰ってくるのは私だけ．日中忙しくしている時はよくても，夜一人でアパートに戻ると言いようのない不安におそわれたまらなくなりました．

玄関のドアを見ると，夫が自転車の練習から帰ってきてドアを開け，汗まみれの顔でニコニコしながら「今日こんな練習をしてね…」と嬉しそうに話す姿が眼にうかぶのです．それはほんの数日前の姿．でも今は……．もうわがままを言ったり，機嫌を悪くして困らせたりしないから，お願いだからまたあのドアを開けて楽しそうに練習の話をしてほしい，と誰も帰ってこないドアを見つめて切に切に願いました．

◆ 無用ななぐさめ

　その頃よく「きっと良くなるわよ」とか「希望をもって」と言われましたが，私としては「だってこの状態を見てよ！　どうやって希望をもてっていうの！　医者だってよくわからないって言っているのに!!」と，反発心が高まるばかりでした．
　とてもショックな状況に遭遇した時，そんなすぐに電気のスイッチをつけるように簡単には「きっと大丈夫！　希望をもとう！」とは思えないのではないでしょうか．打ちひしがれて混乱しているなかで，きっと良くなると思いたいけれど，あまりに酷い状態だし正直なところあまり良くならない気がする，でもそんなことは認めたくない，と必死に葛藤しているところに安易ななぐさめの言葉は無用です．まずはその人の気持ちに寄り添い，心境を理解しようと努めるような心遣いが大切なのではないかと思います．
　その時の私は希望はもてなかったけれど，かといってそのあまりに変わってしまった夫に，絶望したわけでもありませんでした．
　病院に着くと，早く夫に会いたくて部屋まで思わず走ってしまう自分がいました．

◆ 1カ月間の回復ぶり

　事故から3，4日後に集中治療室から出て数日した頃，部屋に行くと夫が車椅子に座っていました（というか椅子から落ちないように両手両脚を縛られ座らされている）．首は支える力が入らないのか，カクンと垂れ下がり，知らない人が見たらひいてしまう姿かもしれませんが，私は「すごい！　寝たきりだったのに椅子に座ることもできるようになったの！」と感激．その日見舞いに来た友人が，自転車の雑誌を持ってきて記事を見せながら話しかけると，ほとんど閉じている目が大きく開いたので，やっぱり大好きな自転車だと反応が違うね，とまた感激．
　そして，ある日，仕事の移動の合間にお茶をしていたら携帯が鳴り，出ると夫でした．ろれつが回らず言葉はかなりたどたどしいのですが，「今日大磯の東海大学病院から先生が来て診てくれたんだけど，大丈夫だと言っていた」と言うのです．これは特に嬉しかったことでした．その頃は多少話せるようになってはいましたが，質問に対して見当違いのことを短いセンテンスで答える程度だったので，ちゃんと私に筋の通った話をしてくれたことに驚き，嬉しさのあまり泣きそうになりました．

その後も，歩行器につかまれば立てるようになった！とか，手をつなげば歩けるようになった！と，日々感激していました（笑）．

　事故から3週間くらい経った頃，医師から，「診断はびまん性軸索損傷です．高次脳機能障害が残ります．石井さんの場合，短期記憶の障害が強く残るでしょう」と説明を受けました．食事をしたり，歯を磨いたりなどの日常生活動作はできるようになると思いますが，そこから先の競輪に復帰できるか，何か仕事に就けるかなどは何ともいえません，というような内容でした．

🔷 混乱期の私を支えたもの

　夫が事故に遭った次の日も，またその次の日も，私には仕事がありました．エアロビクスのレッスンを毎日何本も担当していて，責任感からということもありますが，私のレッスンを楽しみに来てくださるメンバーさんをがっかりさせたくなかったためです．

　事故の翌日は，スポーツクラブのスタッフルームに泣きながら入りました．参ったな，こんな顔でスタジオに行ったらメンバーさんに何て思われるかな，と思いながらもスタジオに入って鏡で自分の顔を見たら意外と大丈夫そうで，さっきまで泣いていたようには見えなかったため安心したのを覚えています．

　でも頭の中は真っ白．とても笑顔でエアロビクスのレッスンをする心境ではありませんでしたが，無理やり笑顔を作り，元気なふりをして体を動かしていると，汗とともに不安が流れていくようで，終わったあとは気持ちもすっきりしていたのを感じました．

　それでもレッスンを終えてアパートに帰るとまた不安が大きくなり，諸々のことが頭を埋め尽くしました．事故の起きた日，夫は車で山まで行き，どこかに車を停めて自転車の練習に行ったのですが，どこに停めたか本人が教えてくれるわけもなく，夫の父や弟が車を探しに行っても，なかなか見つかりませんでした．財布も行方不明の車の中だろうし，競輪選手会に連絡と思っても，何しろ同居5日目の事故なので仕事関係のものがどこにあるのかわからない，それに私はまだ婚約者なのだけれど手続きは私がするの？　そういえば通帳ってどこなんだろう？　など何から手をつけてよいかわからず混乱することばかり．

　今，思い出そうとしてもその頃どうやってレッスンの内容を考えていたのかなと思います．中・上級者向けのレッスンは，普段から頭をふりしぼってうんうんうなりながら，家の中で踊ってみたりしながらなんとか構成を考えていたのに，そんな心理状態でどうやって考えていたのかな，と．やるしかないから何とかやっていたのだとは思うのですが，今振り返ると無理やりにでもレッスンのことを考えたり，とても笑顔になどなれないと思いつつ，笑顔を作って体を動かしていたからこそ，その時期を乗り切れたのだと思います．

　心理士に「楽しいから笑うのではなく，笑うから楽しくなる．悲しいから泣くので

はなく，泣くから悲しくなるのですよ」と言われたことがありましたが，まさしくそうだと感じます．悲しい気持ちはそれとして置いておき，笑顔で無心に体を動かしていると，気持ちが整理されて今の状況を客観的にみることができ，前向きな気持ちになれたのです．

　夫が大変なことになったから，と仕事を辞めて夫にかかりきりになっていたら，気持ちを切り替えることもできずに鬱になったりしていてもおかしくなかったと思います．

◆ 結婚

　夫は特に外傷もないので，最初に運ばれた病院は1カ月で退院．その後しばらくしてリハビリテーション病院に3カ月ほど入院していた時に，私たちは入籍しました．

　その頃の夫は日常生活は一応こなせ，会話も成り立っていました．しかしついさっきのことも思い出せず，思い込みが激しく，パニックを起こしやすい．間違いを指摘されるとひどく落ち込み，何よりとても疲れやすい．声かけや環境を単純なものに保つことが大切でした．

　夫の母からはそのもう少し前の状態のころ「雅史，あまり良くならないかもしれないね．智ちゃん，どうする？」と優しく言われたことがありました．

　でも私の中で彼と結婚する気持ちが揺らいだことは一度もありませんでした．やっと開いた目の焦点が合っていなくて人相が変わってしまっていても，初めて吸い飲みで水を飲ませた時にドリフターズのコントみたいに（古い！）全部吐かれても，部屋を出て目の前がトイレだからね，と何度教えても覚えられなくても，嫌ではありませんでした．それよりも座れた，立てた，話せた，と一つひとつの出来事に心から喜べる自分がいて，確かに当初の予定とは随分変わってしまったけれどこのまま受け入れて人生を共に歩んでいきたい，と素直に思えたのです．

　この障害を受け入れるのは簡単なことではないかもしれません．しかしだからこそより味わい深い人生になると思いましたし，困難を乗り越えた先にある景色をぜひ見てみたいと思いました．夫は見た目には随分変わってしまったように見えますが，根底の部分では変わっていない気がしましたし，夫がこのような状態になることで私に，本当に大切なものは何か，と教えようとしてくれている気さえしたのです．夫が働けないなら私が働く，覚えられないなら私が覚えておく，だから特に問題はないと思っていました．

◆ 直面する現実

　夫婦として結婚生活をスタートさせましたが，やはり，というか予想どおりのことが次々と起こりました．

夫が誰かと約束した日時はたいてい間違って認識してしまいトラブル続き．私の確認が欠かせませんでした．出かける前には必ず財布がないと何十分も探し，一度玄関を出ても鍵を忘れた，手帳を忘れたと何度も戻りました．ひとりで出かけると，乗ろうと思っていた電車とたいてい違うものに乗ってしまい，パニックを起こして電話をしてきました．つい無意識に物を置き，そのことをすっかり忘れるのでなくしたものは多数．日常的な見守りも必要でした．

　夫はその頃けがによる休養中の扱いで，本人の意志としては絶対競輪選手に復帰するつもりでいましたので，リハビリテーション病院退院後（事故後6カ月）は競輪学校に毎日通い，トレーニングに励んでいました．

　しかし脳の損傷による後遺症で平衡感覚やバランスが非常に悪く，タイムも思うように上がらないのです．数カ月経った頃，競輪学校の判定医に脳の画像を見せたところ，「脳梁，脳幹にも傷が入っている．君がこうして今，私と話をしていることさえ不思議．今度落車でもして頭を打ったら命の保証はない」とまで言われてしまいました．事実上の引退勧告です．夫はショックを受けていましたが，「いよいよ競輪選手でなくなる」という事実を目の前にしても，私は特にショックではありませんでした．夫にどうしても復帰したい気持ちがあったので，ならばやれるところまでやってほしいとは思っていましたが，結果無理でも何か新しいことを見つければいい，私が働けば生活できる，だからここでもまた何も問題なし！と思っていました．

　しかし，目標を失った夫は引きこもりがちになり，たまに病院外来のリハビリに行く以外に特にすることもなく，何をやっても間違えたり失敗したりするので自信も喪失．ろれつが回らず聞き返されるのが嫌なので人と話すことも避けているようでした．

　リハビリテーション病院で，毎日どこかに通うような日課があったほうがいいとアドバイスをされ，作業所に通ったこともありました．しかし，朝なかなか支度ができない夫を送り出すまでが一苦労．少し目を離すとぐったり横になるため，常に声をかけるようにしてやっとの思いで作業所に送り出すのです．

　でも気持ちが乗らないと体調も良くないようで，作業所でも半日寝てしまう日，丸一日寝てしまう日，どうしても具合が悪いと言って休んでしまう日が増え，ついに辞めてしまいました．

　その頃は1歳半くらいの長男がいて，私は次男を妊娠中でした．大変ながらも私を支えたエアロビクスのインストラクターも辞め，どっぷり主婦の生活になりました．体が弱く手のかかる子ども，つらいつわり，常に目が離せない夫．結婚に反対しなかった私の母は末期ガンで会うたびに衰弱していました．周囲の人に，夫がずっと寝ている，覚えられないなどと打ち明けても，「そんなのうちの旦那と一緒」と軽くあしらわれること度々．高次脳機能障害の家族向けの勉強会で，十分に休息をとらせる，ミスをする機会をなるべく減らす，失敗しても怒らないなどの対処を学んでいたので，なるべくそうしたことを心がけてはいましたが，気持ちを切り替えることもできずに閉塞感のかたまりのような生活で，単純明快，いつも強気に乗り切ってきた私の気持ち

も限界に近づいていました．

　叫びながら物を手当たり次第投げつけたり，お風呂のドアを蹴りとばして割ったこともありました．感情のコントロールがきかない自分に戸惑いを感じながらやりすごすような日々．覚悟のうえの結婚でしたが，「この障害を受け入れて共に歩む」ことは，やはり簡単なことではありませんでした．

◆ 集団リハビリテーションへの参加

　そんな頃，主治医の橋本圭司先生から直々に電話をいただきました．高次脳機能障害の当事者と家族を対象にした集団リハビリテーション（以下，集団リハ）を立ち上げるので，その第一期生として参加しませんかということでした．わらにもすがる思いで，その場で参加させてくださいと即答しました．

　長男を夫の実家に預け，生後1カ月の次男を連れて毎週片道2時間かけて通いました．

　まず初回の集団リハでは，「家族が心身共に健康でなければ当事者の回復はありません．家族のケアに力を入れたい」との橋本先生のコメントに光を見た気がしました．病院に付き添いで行っても，または周囲からの声かけにしても，私にかけられるのは「雅史さん随分良くなったみたいですね」「雅史さん今日はこんな感じでしたよ」など夫についてのコメントだけです．病院も周りの方々も当事者の回復を考えてくれているわけですから当たり前なのですが，その裏で疲労困憊している家族の気持ちを思う声かけがもっとあれば，それだけでも気持ちが楽になったと思います．その集団リハでは「智子さん，あなたは本当によく頑張っている」「智子さん，今日の〇〇は素敵ですね」など，私に向けての声かけをたくさんしていただき，とても気持ちが救われた気がしました．また，そのリハでは当事者が認知訓練などをしている間，家族と心理士が別室で話す時間を設けていました．誰かに問題があったとしたら，その問題について当事者家族たちが皆で意見を出し合うのです．話が脱線しそうになったりうまくまとまらなくなりそうなときは，心理士が助け舟を出してうまく解決にむけて道筋を作ってくれました．やっと私を理解してくれる場所を見つけた感じがして，夫が体調が悪く欠席した時も，次男を連れて私だけ参加したほどです．

　ある時その集団リハで「私は…」ではじまる文を書いてください，と言われ，「私は夫がより回復するためにサポートをしたい」というような文を書いたら，雅史さんがどうのではなく智子さんのことを書いてくださいと言われて，初めは意味がよくわかりませんでした．でも，私は夫の妻ですがそれがすべてではなく，自分自身の人生を生きる，考えることもできるのです．事故当時夫の病院に通う一方，エアロビクスのインストラクターとして仕事を続けたことで自分を見失わず，保てたように．

　今できるできないは別にして「当事者の家族」としての私だけでなく，私自身の理想や希望についてもっと貪欲に考えてよいのだと気づいたことは，大きな収穫でした．

智子，パートにでる

　集団リハでまず思い出すのは「リンチピン」（現在は「羅心版」）です．参加者（当事者，当事者家族，スタッフ）全員の前に，当事者が一人立たされます．そして「あなたは今，何が問題ですか」と問われ，答えます．それを解決するために何をしたらよいかを参加者全員で考え，具体的な案をまとめます．当事者はそれを実行し，しばらくのちまた集団リハで皆の前に立たされ実行状況を聞かれるのです．

　夫が「リンチピン」で参加者の前に立った時，「家族のお荷物になっている気がする」と答えました．皆で考えた末に採用された案は「智子さんが外に出たい気持ちがあって，雅史さんが家族の役に立ちたいと思っているのなら，智子さんがパートでもなんでもいいから外に出て，その間雅史さんが子どもを預かればいいじゃないですか」というものでした．他の当事者，家族，スタッフ，見学に来ていたリハ関係者やたまたま来ていたマスコミの人まで，かなりの人数で自分のことを考えてくれたのです．最後に「雅史さん，できますか？」と聞かれ，夫は「はい」というほかありませんでした．

　翌日，近所を歩きまわり，ちょうどよさそうな週3回，1回3時間のパン屋のパートを見つけ，すぐに働き始めました．夫に子どもを任せ，ひとり身軽に家を出るのは久々に味わう爽快感でした．

　その後再び集団リハで皆の前に立った夫は「その後どうなっていますか？」と聞かれ，「子どもをみるのは大変ですが，妻が外にパートに出るようになって機嫌が良くなりました」と答えて，「いいですね，続けてください」とコメントをもらっていました．

　結局そのパートは1年間続けました．2歳児と0歳児を相手に夫もよく頑張ったと思います．

　もちろん途中いろいろとありました．子どもが具合が悪く嘔吐してしまい，パニックを起こした夫がパート先に何度も電話をかけてきて，しまいには半泣きで帰ってきてくれ，と訴えるので店長に「家でトラブルがあったので15分だけ時間をください」とお願いして自転車をとばして家に帰り，始末をして夫をなだめ，また店に飛んで戻ったり．同時に子ども2人はどうしてもみれない，と言うので途中から1人はパートの間，保育園の一時保育に預けていました．時給数百円の3時間のパートのために保育園に預けたら，保育料を差し引くとほんの小銭しか残りません．でもお金のために働いているのではなく，自分たちのこの行き詰まった生活に突破口を見つけたい，その一心でした．言い訳せずにまずやってみる．そうすればきっと何か見つかる，と言い聞かせて．

障害者自転車競技との出合い

　そんな頃夫は，アテネパラリンピック〔平成16年（2004年）9月〕に出場する自転車選手の練習をサポートする機会に恵まれました．そしてなんとその選手はメダルを

獲得．夫は次の北京でのパラリンピックは自分も選手として出場し，メダルを獲りたいとおおいに触発されたのでした．

以前，競輪学校の判定医に「今度落車して頭を打ったら命の保証はない」と言われていましたが，やっと次の目標を見つけたのです．「もう一度競技をやりたいのだけど」と申し出る夫に反対する理由など，私にはありませんでした．それからの夫の変化は目を見張るものがありました．大会に向け目標タイムを設定，それに合わせた練習メニューに取り組む姿は選手そのもの．レースとなると競輪時代の負けん気が健在で，初めて出場した大会で優勝，その年スイスで行われた世界選手権で銀メダル，翌年は金メダル．あれよあれよと本当に北京パラリンピック（平成20年（2008年）9月）の金メダル候補になってしまいました．

その間三男も誕生し，夫は合宿や海外遠征で家を空けることも増えて育児の負担は相当なものでしたが，目の輝きを取り戻し，再び選手として生き生きとした姿をはたで見るのは嬉しい限りでした．

事故のすぐ後，ひとりでアパートの玄関を見つめて，どうかもう一度あのドアを開けて楽しそうに練習の話をしてほしいと悲痛に願った夜．希望なんてもてずに，多分そんな日は二度と来ないと思いました．

でもそんな日がまた来たのです．私にはそれで十分でした．

乱暴な言い方をしてしまえば，メダルなんてどうでもよかったのです．たわいもない日常を過ごせることは当たり前ではなく，それこそが最も価値のあるものだと知っている今，夫がメダリストであるとか，獲れるなら何色なんだとか，やっぱり獲れなかったよとか，私にとってそんなことはどうでもいいのです．

もちろん，金メダルにかけている夫に「メダルなんてどうでもいい」とは言いませんが．

北京パラリンピック

結果，北京パラリンピックでは金・銀・銅メダルを獲得し，メディアの取材多数，講演やイベントのゲスト依頼がひっきりなしに入り，園遊会や天皇陛下とのお茶会にも招待され，藤沢市市民栄誉賞はじめ多数の表彰，さらに市長からは夫の仕事まで斡旋していただき，目のまわるような日々が続きました．

二度目の事故

北京パラリンピックの翌年，イタリアの世界選手権でロードレースに出場した夫は，ゴール前勝負で他の選手と接触して鉄柵に激突し，地面にたたきつけられるように倒れたのです．再び頭を強打してヘルメットは粉々，12本骨折，折れた肋骨が肺に刺さり穴があく重症．

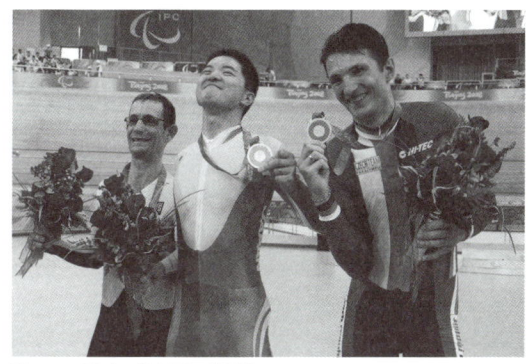

Photo：Yuko SATO／UCI

▲写真上．追いかけ続けた目標が現実に．北京パラリンピック金メダル獲得．
▶写真右．北京パラリンピック後．息子たちも1つずつメダルが持ててケンカになりません．

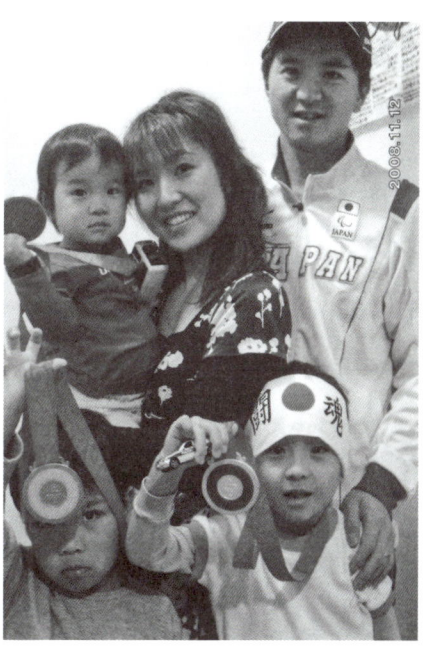

　現地から報告を受けた私は，夫には申し訳ないのですが，あまり心配はしませんでした．頭部を打ったが一応少し話せること，頸椎も骨折しているが幸い手足は動かせるようだと聞き，たくさん骨折したといってもそのうちくっつく，肺に穴が開いたってそのうちふさがるから問題なし！　高次脳機能障害という見えない，治療法もよくわからない強敵と8年格闘してきた私にとって，このような治療をすればこれくらいでよくなって…と見通しがつく外傷は本当に安心．もう選手は無理なのでは？　という問いには，無理だったらまた次の何かを探せば問題なし!!
　さすがに夫もこの時は「もう無理かもしれない」と思ったようですが，障害者自転車協会のHPには，毎日全国からたくさんの応援メールが届き，相当な額のカンパも寄せられました．こんなにもたくさんの方が自分を応援してくれている，自分は必ず復活しなくてはならない，と決意した夫は再びゼロからどころではなく大変なマイナスからスタートを切ったのです．

◆ロンドンパラリンピック

　3年後の平成24年（2012年）8月，ロンドンパラリンピックの舞台に立つ夫がいました．
　最後のパラリンピックだと思ったので，子供たちや夫の両親らと共に現地に観戦に行きました．
　超満員の会場．痛いくらいの緊迫感．手に持っていたビニールが音圧でビリビリ震えるほどの大歓声．

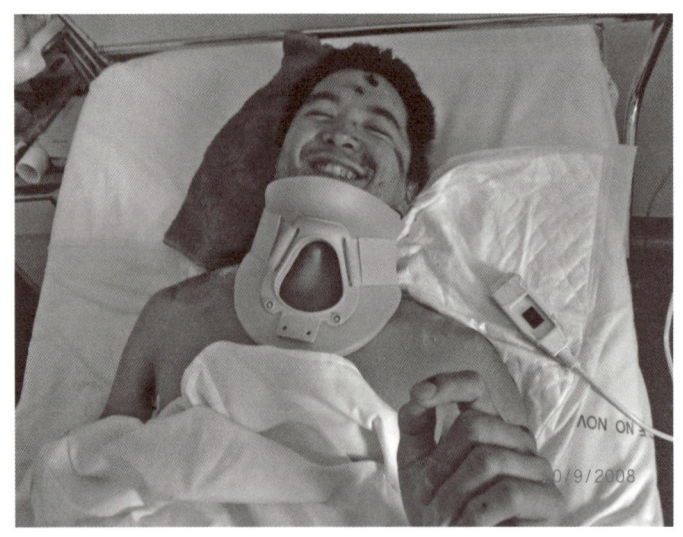

2009年イタリアのレースで落車し，大怪我．現地の病院に来た私を見て，嬉しくて笑顔になったとのこと．

　選手がこの舞台で実力を出し切るのは相当な精神力が必要だと感じました．
　そして出走の順番がまわってきました．
　世界の舞台でコールされる夫の名前．栄光も挫折も大怪我も経てまた戻ってきたこのスタートライン．この人は何度私に「まさか」と思わせるのだろう．その時持てる力は全部出し切る走りをみせ，6位入賞です．

◆ 私たちの現在

　あれから2年．41歳となった夫はまだ選手続行中です．年相応にガタがきて，もう華々しい金メダル候補ではないけれど，先日も世界選手権出場が決まり，合宿に大会に多忙な日々です．昨夜合宿から帰ってきた夫は玄関を開けるなり家にも上がらずに，「すごくいいタイムが出てね……」と嬉しそうに話し続けていました．まさか次のリオデジャネイロパラリンピックに出場⁉
　さんざん手を焼いた3人の息子たちも皆小学生となり，「おとうはすぐ忘れちゃうから，はるきが覚えておくよ」と，頼もしく成長してくれました．
　集団リハで気づいた「私自身の人生」を生きるべく，三男出産後インストラクターに復帰した私は，もう一度ヨガを学び直し，つい先日「全米ヨガアライアンス」というヨガの認定指導者資格を手にしたところです．

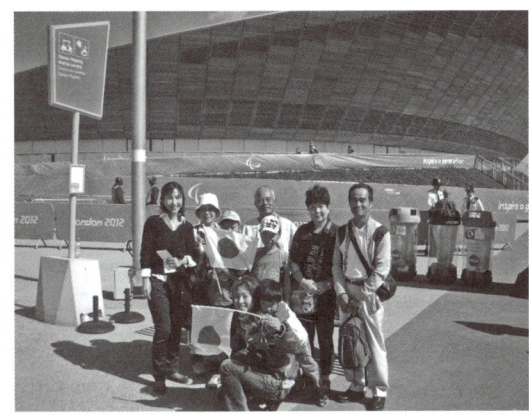

▲写真上．ロンドンの自転車競技場をバックに．
右の2人は夫の両親．

▶写真右．ロンドンパラリンピックで走る姿．
3年前の事故が嘘のような力強い走り．

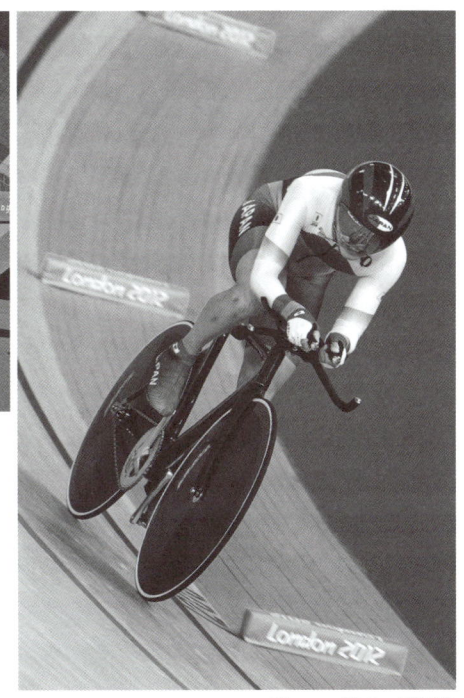

Photo：Yuko SATO

◆ たどり着いた考え方

　私はこの13年，二つの考え方を心に留めてきました．ひとつは美輪明宏さんが著書（『ああ正負の法則』PARCO出版，2002）の中で，この世の中は誰にでも正と負が半分ずつ．良くないことが起こったら，それと同じだけのプラスが訪れ，反対もまたしかり，というようなことを書かれていました．すっかり納得した私は，夫が競輪選手に復帰できなかった時，再び大怪我をした時…いろいろなことが起こるたびに，よーし，こんなことになっちゃって，これと同じくらいのプラスってどれだけくるの！と動揺することなく受け止めることができ，良いことが続いたときは用心するようになりました．

　また，怪我をしたけれどたくさんの人が応援してくれている，など目に見えないプラスにも気づくことができるようになりました．

　もうひとつは「循環させる」ということです．ある本（森本武（著）：『苦労の節約』COCOROの文庫，JDC，1999）の一文が私の心に留まりました．『流れが止まると，川は澱んでいきます．やがて，川の死です．清流は，たえず水の変わっている川のことです．暦による年齢ではなく，実質若い心身の持ち主は，食物も情報も，活発に出入りしています．食物が滞れば便秘，情報が滞れば固執，気持ちが動かなくなると執着．みんな苦労の元です』．

　あの時事故にさえ遭わなければ，なんでこの障害を負ってしまったのか…，と過去

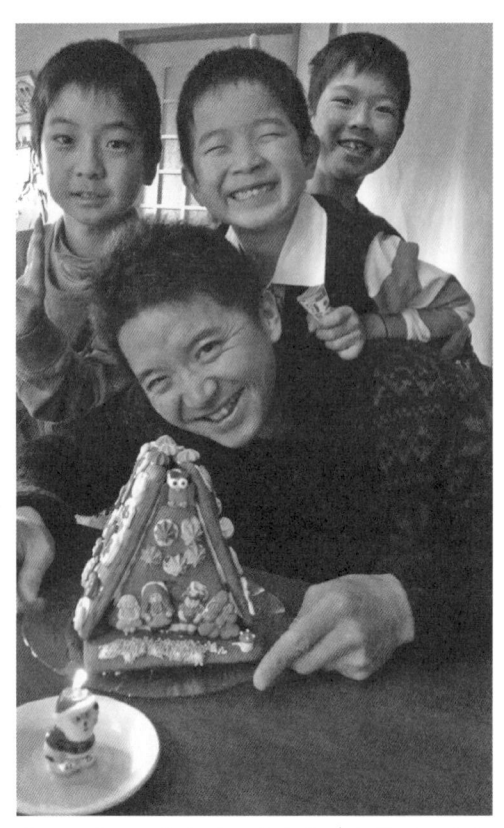

夫の誕生日に私と子どもたちでお菓子の家を作りました．大好きなおとうに，と子どもたちはおおはりきり．

に執着せず，作業所に行ってみよう，パートを始めよう，また自転車競技をやろう，とアイデアは今までの考えに固執することなく，まずやってみる．だめだったらさらりと流しまた次へ．流れる川のように循環させるのです．

　夫は相変わらずです．今日の日付けもわからず，季節さえも勘違い．仕事や約束をすっかり忘れ，いつも物をどこに置いたか忘れて探しています．支度に時間がかかり，パニックを起こして電話をしてきたりします．

　でも何も問題はないのです．あなたがそうだからこそ私たちは無事に暮らせることを理解しているし，負の出来事は幸せの前触れだとわくわくして待つことさえできるようになりました．でも，なるべくならば次の「まさか」は嬉しいニュースだとよいのですが．

2）高次脳機能障害者の家族として

宮田 興子

　高次脳機能障害者の家族として過ごした11年間を振り返ってお話しさせていただきます．

　当時，息子康弘は北里大学病院小児科の医師でした．32歳の誕生日を迎えて間もなくの，平成15年（2003年）1月に長野県のスキー場で突然，多発性脳梗塞で倒れました．後遺症として高次脳機能障害が残りました．そして平成21年（2009年）2月，まだまだ多くの問題を抱えながら，リハビリテーション科の医師として社会復帰しました．それから丸5年が過ぎ6年目を迎えました．

　初めて耳にした「高次脳機能障害」に戸惑いながら，無我夢中でリハビリテーションに取り組んだ6年間，その後仕事に恵まれて，社会とのつながりの中で生まれた新たな問題に不安と希望で過ごした5年間，この11年間さまざまな試練がありましたが，家族が大切にしたことは「どんなことがあっても，明るく前向きに生きる」ということでした．そして，その思いを後押ししてくれたのは，平成16年（2004年）暮れの『オレンジクラブ』の集団リハビリテーション（「リンチピン」，現在は「羅心版」）への参加でした．

◆ 高次脳機能障害のすべての症状がでた不安な日々

　『オレンジクラブ』に出合うまでは，緊急搬送された佐久総合病院，勤務先の北里大学病院，リハビリのための七沢リハビリテーション病院脳血管センターで，延べ5カ月間入院生活を過ごしました．その後札幌の実家に戻ってからは，病院でリハビリを受けていましたが，気持ちが落ち込むことばかりでした．認知テストの評価にため息をついて，先の見えない不安な日々を送っていました．

　当時の康弘の症状は，すぐに眠くなる易疲労性，自分からは何事も始められない発動性の低下，ボーッとしている時間が長い集中力の低下，さっき言ったことをすぐ忘れる記憶障害，自分の障害を認識していない病識の欠如，季節感がなく日付や時間，

場所の感覚がない失見当識，自分で物事を計画し行動できない遂行機能障害，それに左側の半側空間無視など，高次脳機能障害のほとんどすべての症状をもっていました．

　高次脳機能障害の改善に前向きな情報が欲しくて，同じ障害者の集まる作業所の『コロポックル』に通所することにしました．しかし，どうすれば明るい一歩が踏み出せるのか，なかなか容易ではありませんでした．そんな折，『コロポックル』から，ユニークなリハビリをする『オレンジクラブ』が平成 16 年（2004 年）10 月に東京で発足したという情報を得ました．

◆ 『オレンジクラブ』との出合い

　早速，『オレンジクラブ』の橋本圭司先生と連絡をとり，平成 16 年（2004 年）12 月に第一期生のプログラムを見学に行きました．康弘がスキー場で倒れてから 2 年が経とうとしていました．

　そこで，今後の生き方を大きく決定づける希望と勇気を見つけました．それは，ドアに貼られた一枚の手書きの張り紙でした．

> ❶ ポジティブ・フィードバック＝親しみのある受け答え．
> ❷ 相手を否定したりせず，礼節をもって接しましょう．
> ❸ この時間をハッピーに過ごそう！

　私たちには「高次脳機能障害」という得体の知れない暗いトンネルから抜け出せる希望の言葉に見えました．明るい光が見えました．ホッとできる自分たちの居場所を見つけたようでした．

　橋本先生はじめスタッフの方々の「できないことを嘆くのではなく，できることから始めよう」という前向きな姿勢に共感しました．こうして，平成 17 年（2005 年）4 月から『オレンジクラブ』二期生として，札幌から東京通いが始まりました．『オレンジクラブ』は私たちにとって，待ち遠しい楽しい時間でした．不安や嘆きから解放されて，笑いがいっぱいのハッピーな時間でした．

　『オレンジクラブ』では「**高次脳機能障害とは，脳が損傷を受けたため脳が疲れやすいので，脳をうまく使えない障害**」であると学びました．脳は肉体の一部であると同時に，心がはたらく場所です．ですから，「**高次脳機能障害とは，心が疲れやすいので，心をうまく使えない障害**」といえるのではないか，と私なりに解釈しました．

　高次脳機能障害の改善は，心を疲れさせないで，心をうまく使うようにすればよいのだと理解しました．そして，これは当事者の心だけでなく，むしろ支援する家族の心の問題であると思いました．家族が嘆いたり，悲しんだりしないで，明るく楽しく前向きでいることが大切だと思いました．張り紙に書かれていた 3 つの言葉「ポジティ

ブ！　肯定的！　ハッピー！」は，これからの長い高次脳機能障害との道連れのゴールデンキーだと確信しました．

『オレンジクラブ』はいつも笑いにあふれていました．当事者に「人」として向き合ってくれました．当事者の訓練とは別に家族訓練のプログラム（家族教室）も組まれていました．そこで，家族はこの障害は「元には戻らない」こと，あるがままの当事者を受け入れ，対応の仕方を変えることが大切だと気づかされました．変わるのは当事者ではなく家族だと気づくことで，「元通りになる」というこだわりから解放されて現実と向き合うことができるようになりました．この障害の改善は，当事者とかかわる人，特に家族の心の持ち方が大切なことがわかりました．当事者の心の安定には，家族の心の安定が欠かせないことがわかってきました．

『オレンジクラブ』での集団リハビリテーションで一番の効果は，当事者が自分の障害を自然な形で自覚できることでした．集団の中で，ほかの人の言動に接し，観察することで，自分の障害を客観的に見ることができることでした．自分の障害をしっかり認識することが改善に向かう大きな一歩です．

◆ いよいよ社会復帰へ

2年後，康弘は『オレンジクラブ』を卒業して，さらに1年間ピアカウンセラーとして『オレンジクラブ』に参加させていただきました．同時期，父親のクリニックでレントゲン撮影の手伝いをすることになりました．

その後平成20年（2008年）4月から，東京目黒に住まいを置いて，東京慈恵会医科大学附属病院リハビリテーション科の見学生として，約半年間，医療現場も体験させていただきました．この期間が私にとって肉体的に一番きつい時期でした．一週間の半分は東京で，半分は札幌という目まぐるしい生活を送りました．夜中に目覚めると，一体ここは東京？　札幌？　と戸惑うこともしばしばでした．目黒では娘も同居でしたので，私が札幌に戻るときは娘に協力してもらいました．

そして，平成20年（2008年）11月，東京での生活を終えて札幌に戻ってきました．
その後恵まれたご縁をいただいて，平成21年（2009年）2月より，療養病院のリハビリテーション科に勤務することになりました．勤務した当初は，私が車で送迎していましたが，間もなくリハビリ科の職員が付き添って地下鉄とバスを使って通勤するようになり，そのうち，一人で通勤できるようになりました．ご迷惑をかけながらも，医療現場で仕事をさせていただけたことで，息子は日に日にできることが多くなっていきました．

◆ 今日より明日．自ら踏み出す力を支えること

　高次脳機能障害は今日より明日と必ず良くなります．大切なのは家族や支援者は，当事者が自分の問題点を自らが認識し，自らの意志で行動を決定することを尊重した支援を心がけることです．

　「記憶障害を補うにはメモが大切です」と教科書に書いてあります．そこで息子康弘に手帳を用意し，メモをとることを訓練しようとしました．当時，息子は自分の記憶障害という問題点を認識していませんから，いくら言ってもメモをとりませんでした．関係をこじらせるだけのなかで，私たちは対応の間違いに気づきました．今，息子は社会生活の中でメモの重要性を認識し，必要に迫られて自発的に，自分なりの工夫をしてメモをとっています．メモのない生活は考えられないものとなりました．

　息子は私たちの予想以上に回復しました．特に社会復帰して丸2年を過ぎた頃からは目を見張るほど積極的になりました．職場のあたたかい理解と肯定的な環境の中で，自分の問題点を少しずつ認識できるようになり，自分の意志で行動できるようになった結果だと思います．

　記憶が少しずつつながるようになりました．必要に迫られてメモもとり，計画を立てて行動するようになりました．その日の気温に合わせて，着るものも自分で決めるようになりました．できなかったことが少しずつできるようになって，自我が芽生え，自立心が旺盛になりました．学習意欲も高まり，さまざまな講演会やコンサートなどに積極的に参加し，読書量も増え，行動範囲も広がりました．

　一方で，記憶障害による自分の勘違いや思い込みが原因で他人を疑ったり，自己主張をし過ぎて人間関係をこじらせることもでてきました．以前は他人に良く見られたい，変な人に見られないようにと言動をチェックし，ダメだしをしたこともありましたが，それでは本人が自分の問題点を認識する機会を奪ってしまいます．他人に障害を理解してもらいながら，ありのままを出すことで，色々な失敗を経験して，他人に迷惑をかけながら，自分の問題点を自覚しなくては次の成長はありません．つらいけれど，これも成長の証であると大らかに構えて見守ることも，家族の大切な支援です．

◆ 自立の時

　今，障害者としてどのように社会に貢献していくかを問われる時期がきました．自分の行動に責任をもつ時期に来たと思います．これからの人生を自分で切り拓いていくためには，自らの問題に気づいて，その中から自分自身で学習しなければなりませ

ん．自分の障害を周囲に理解してもらうことが大事ですが，それ以上に障害に甘えないことがより大切なことです．家族の支援から離れて本当の自立に向かいつつあるのを感じています．同時に家族は，自立を妨げずにいかに支援の手を緩めていくかが問われる時がきました．

　自立というと，炊事，洗濯という生活の自立を望みがちですが，環境によっては，それは他人に委ねてもいいことです．本当の自立とは，自分を客観的に見つめ，問題点を認識し，新しい自己を築いて，社会に役立つ人間になることだと思います．まだまだ，ほど遠い現実がありますが，息子の存在そのものが，人に喜びを与え，生きがいになっていく，そんな人生を築いていってほしいと願っています．

　今，息子の旺盛な知識欲と向上心に，家族は「どこに向かっているのだろう？」と静観していますが，やがては何をなすべきかの答えが得られる時が来るのではないでしょうか．

　昨年末，最大の理解者であり支援者だった康弘の父親が急逝しました．
　これからは康弘自身が自分の障害をしっかり認識し，さまざまな問題を自分の力で解決しなければならない時が来たと思います．そして，支援する家族の一番大切な役割は「現在あるがままを肯定し，受容し，そして信じて待つこと」だと思っています．

◆ さいごに

　医学的，科学的根拠は私には証明できませんが，これまでの経験から確信することは，「脳は，嬉しい，楽しい，ワクワクするという感情によって活性化する」ように思います．
　確かに支援する家族にとっては，苦しいこと，悲しいこと，つらいことが山ほどある日々ですが，気持ちを強く持って明るい気持ちに転換することが，当事者の好転につながるように思います．当事者から不条理な感情をぶつけられることもあろうかと思いますが，高次脳機能障害のせいなのだと大らかに受け止めたいと思います．そして，時には「あなたの態度は間違っている！」とはっきりと指摘してやることも大切です．私の生涯続く高次脳機能障害者との付き合いを苦しみではなく，ユーモアをもって生き抜きたいと思っています．

宮田康弘脳梗塞発症記録（平成26年2月14日現在　43歳）

	平成15年（2003年）32歳	
1月26日	長野県・しらかば2in1スキー場で倒れる 佐久総合病院に救急搬送される 診断名：多発性脳梗塞	ほとんど寝てばかりいる 家の中は張り紙だらけ 入浴は1時間くらいかかり，ボーッとしている
2月7日	北里大学病院に転院	
3月14日	七沢リハビリテーション病院脳血管センターに転院	
6月26日	札幌の自宅に帰る	
7月1日	北海道医療大学受診	
9月18日	北海道大学リハビリテーション科受診	
12月2日	『コロポックル』通所開始	
	平成16年（2004年）33歳	
	北海道医療大学でリハビリを受ける．『コロポックル』通所	認知テスト等
	平成17年（2005年）34歳	
4月15日	『オレンジクラブ』二期生で毎週金曜日参加	投薬終了
	北海道医療大学のリハビリを中断．『コロポックル』通所	
	平成18年（2006年）35歳	
6月19日	札幌デイケアセンター通所開始	『オレンジクラブ』週1回
	『コロポックル』『オレンジクラブ』デイケアセンターの3カ所に参加 北海道大学病院リハビリテーション科2カ月ごとに受診	
	平成19年（2007年）36歳	
6月	みやた胃腸科でレントゲン撮影を手伝う	『オレンジクラブ』ピアカウンセラー
	平成20年（2008年）37歳	
4月	東京慈恵会医科大学リハビリテーション科見学生	目黒に住む 自力で通勤
	平成21年（2009年）38歳	
2月1日	療養病院リハビリテーション科勤務	札幌に帰る 母が送迎
	平成22年（2010年）39歳	
1月	老人保健施設に週2回出向 療養病院勤務	自力で通勤

3）高次脳機能障害者と家族の思い

堀間 幸子

息子の交通事故

　この原稿を書くにあたり，当時私や長男が書いていた日記を開いてみました．これまで開いてみる機会もなかったし，その余裕もありませんでした．

　開かなければよかった．日記を読み始めたら，当時のことがさまざまに思い起こされて，何かわからないモヤモヤしたものが私を支配し，何も書けないまま締め切りが迫りました．何カ月か悶々としていましたが，今書き終えて少しすっきりしています．

　事故から救急病院での6カ月間の日々はまさに生と死との戦いでした．

　ただ，医療関係者，親族を含め，当事者である長男（真）の友人，職場関係者の皆様，私の友人，知人等，多くの方々が，息子の生還を祈って，お見舞いやら，励まし，ローテーションを組んで付き添い，そして，我が家の仕事を私の知らないでいるうちに色々やってくださっていたことなどを，再確認する機会になりました．あらためて感謝の念と同時に，ご迷惑をお掛けし，失礼もあったことをお許しいただきたいと思っています．

　13年経った今も多方面で皆様のお世話になりながらも懸命に生きている真の様子をお伝えし，お礼に代えさせていただければと思います．

脳外傷当時の様子

2001年（平成13年）8月17日．

　長男（当時26歳）は医療関係の営業職に就いておりました．幸い勤務先は出身地である北東北を管轄する盛岡営業所．おかげで自宅から通勤することができていました．

　職場は夏休み期間中で，県外出身者の方が多く皆さんそれぞれに帰省中でした．地元出身者で一番の下っ端の息子は緊急時に備えて営業所待機．やっと明日からは晴れて本人が夏休み．今夜は学生時代の同窓会が計画されていました．

　当日，我が家では娘が初出産に備えて里帰り．息子は妹を迎えると，「おっと，タヌキのお出ましかと思ったぜ」と軽口をたたき，「俺みたいなカッコイイ男になれよ！」とお腹の子に声を掛けて，私の運転する車に婚約者と共に乗り込みました．車中，「今日は何人くらい参加するの」と聞くと，「さあ，何人かな？　大勢に声を掛けたらしい

けど，勤務地に戻る奴もいると思うし，まぁ，行ってからのお楽しみさ」と，本当に楽しげでした．

深夜2時頃のこと，枕元の電話に起こされました．「中央病院の救急センターです．堀間真さんのお宅ですか？ お母さんですね．まだご自宅ですか？ 息子さんが交通事故で搬送されています．すぐに病院に来てください．容体は来てからお話しします！」「容体？」．しかし大事などとは思わず，夫に声だけ掛けて私一人で病院に駆けつけました．病院の玄関先で警察官が「堀間さんですか？ ご家族は？ お一人ですか？ 早く急いで！」と，小走りで救急の待合室まで案内してくれました．中では見知った顔や知らない顔の息子の友人たちがぎっしりいます．中には泣きながら抱き合っている女の子たちもいれば，ため息かうめき声なのか，重苦しい程沈痛な空気が支配していました．気圧されて立ち尽くしていると誰かが席を譲ってくれて，隣に例の警察官も座ったと同時に，見覚えのある息子の友人T君のお兄さんが，「誰が運転していたんだ!!」と怒鳴りながら入ってきました．「運転？ 車に乗っていたんですか？」と警察官に尋ねると，小声で「はっきりしたことは言えませんが，運転していたのは堀間さんではないようです．あの窓から看護婦（師）に声を掛けてください．中に通してくれるかもしれませんから」．

診察台上の息子は裸で白いシーツが掛けられていて，一見して外傷も見当たらず，素人目には穏やかに眠っているようにしか見えません．医師の説明では，「脳挫傷，外傷性くも膜下出血，肺血気胸，肺・肝臓破裂，多発骨折による出血性ショック状態，意識不明です．知らせるところにはすぐに知らせてください．これから処置を始めます」このようなことを言われた気がします．

「だって普通じゃないですか！」

いつの間に入ってきたのか，息子の友人二人に支えられて処置室を出たことまで覚えています．

なぜいきなりこんなことになったのか，数時間前のあんなに楽しげな笑顔と今の状況がどうしてもつながりません．家族全員無言で，長い，長い時間を薄暗い家族控室で待たされました．やっと面会できた時には，全身をいろいろな管につながれ，右腕と右脚はギブスと包帯に巻かれて吊るされていました．主治医に告げられたのは「こんな状態で生きているのが不思議です．今夜がヤマでもっても二日でしょうか．会わせたい方には，会わせてください」．

その体は日に日に顔から足の先まで黒紫色に変色し，無残なほどに全身がパンパンに腫れ上がっていきます．これが本当にあの息子なのか？ もしかしたら間違っているかも．

自宅では娘が産前の休暇どころではなく，ひっきりなしにかかる電話や見舞客対応．もしもに備えて，座敷や家中の片付け，遠方からの親族の宿泊準備など，その生活は一転してしまいました．

医師団の懸命の救命処置で息子は幸いにも大きなヤマを乗り越えることができまし

た．次は早期に腕や脚の手術を行いたいとのことでしたが，上腕から肘の水疱が広範囲にわたっており当面無理．脚は開放骨折で骨が突き出たところが化膿して高熱が下がらず，こちらも手術は先延ばし．そのうちに肺炎が悪化してまた延期．

次に主治医から告げられたのは「よくても植物状態．一生寝たきりでしょう」．

▶▶ その頃の家族の思い

事故から6日後の8月23日，同乗していた息子の友人N君が亡くなってしまいました．別の病院に搬送されていた彼を見舞った時は手術直後でしたので，ガラス越しの筆談でしたが，「真君は？ 大丈夫なの？ 真理ちゃんは？」「2人とも大丈夫よ．元気になったら連れてくるからね」と伝えて病院を後にしたのに，ショックでした．手術後の血栓が心臓で詰まった事が原因です．彼の無念とご両親の気持ちを思うと今でも胸がつぶれそうです．

彼とそのご両親の願いも込めて「何とか生きてもらいたい」「寝たきりの体に絶対に褥瘡は作らない」「26歳の息子からオムツをはずしてやりたい」「歩けなくてもせめて車椅子に移動させてやりたい」と，必死で看病しました．家族・親族，私の友人たちが，私を少しの時間でも休ませたいと，交代制で付添いや我が家の農作業をやってくれていました．

息子は集中治療室（ICU）にいる間にMRSA（メチシリン耐性黄色ブドウ球菌）に感染したため，「隔離室」に移動となりました．病衣以外の本人が使用したバスタオル，タオルケット，ハンドタオル，うがい用カップなど身の回りのものはすべて毎日自宅に持ち帰り，塩素消毒をしなければなりません．「面会謝絶」で，私一人が入室を許され，全身を消毒して完全防備で朝は8時に病室に入ります．褥瘡予防のため何度も体位を交換，おむつ交換，口腔ケア，清拭等．もちろん看護婦（師）さんも行ってくれますが，特別室なので看護婦（師）さんも入室に時間がかかります．また看護婦（師）さんはとても忙しく，異変があってもなかなか来てくれません．意識が戻ることを願って，話しかける，ラジオや友人たちが持ってきてくれるCDを流し刺激を与える．消灯の21時まであっという間に時間は過ぎてしまいます．その日の真の状態を記録し，22時頃に洗濯物が入った大きな紙袋を両手に薄暗い長い廊下を通りエレベーターの壁面に背中を預けると，急に自分の意識が遠のく気がしました．もしかしてこれってユメ……？．

1カ月後やっと腕，脚の手術を同時に行いました．その年一番の大手術でした．手術は成功したと医師から伝えられましたが，その後も高熱が2週間以上も続きました．気管切開したカニューレはいつも汚れた痰でドロドロでしたが，時に片目を半分ほど開くこともありました．

10月4日．看護婦（師）さんが氷を息子の口の中に入れたらガリガリと音を立てて噛み砕きごくりと飲み込みました．これなら生きる．リハビリのため腕を触られると痛みには反応する．しかしその後何日もシャックリが止まりません．反応が鈍くなり

鼾をかいてずっと眠っています．外傷後の水頭症が原因とのこと．

　10月30日．水頭症に対する脳室腹腔シャント術を行いました．これで状態は改善されると説明を受けたのですが，2日後に急変．どんどん脳圧が上がり，脳幹が圧迫されてまた呼吸ができないのです．「すぐに緊急手術を行いますが，手術中にも呼吸が止まってしまうことも考えられます．そしてこれが真君にとって最後の手術になるかもしれません」．その後も高血圧と高熱に悩まされ，少し落ち着いたのでそろそろ自発呼吸ができるかもと人工呼吸器を外したら，また自発呼吸ができなくなってしまいました．スタッフが揃うまで3日間待たされて，また気管切開．何度も何度も瀕死の苦しみを与えて，こんなに苦しませなければ生きられないのかと，ぶつけようのない怒りがこみ上げてきました．

　その後，少し落ち着きを取り戻したころ，咳を数回した途端，気管切開した場所から血の塊が私の両手に持ち切れないほどドロドロ出てきました．次に咳をした瞬間，噴水のように鮮血が吹き出て，点滴のボトルや向かいの壁まで血で染めてしまいました．この時も手術室が満杯で，病室で緊急手術．カニューレの入っているところが擦れて甲状腺の動脈を傷つけたとのことでした．手術を何度も繰り返しそのつど生死の境をさまよいながらも命は取り留めて，年内はいつもハラハラの連続でした．

　5カ月ほど経った2002年（平成14年）1月に少し状態が落ち着きました．ぼんやりと微睡んでいる息子を車いすに移動させて，トイレで便器に座らせる．しばらくして「でた？　まだ？」と聞くと，どんよりと「さぁ……？」と首をかすかに横に動かす．今日も無理だったかと便座から車いすに移動させようと立たせたとたん，私の足にジャーと．こんなことを何度繰り返したことか．

　そんなある日，家族控室で遅い昼食を取っている私に，掃除のスタッフの方が「大変です．真さんがズボンとオムツを脱ぎ捨てています」と．駆けつけると，ベットに横たわっていた本人が何か言いたそうにしている．聞き返そうと本人の顔のそばに耳を近づけると，私の襟首をぎゅっと引っ張り，口パクで「と・い・れ」．あの時の嬉しかったこと．これならオムツは卒業させることができると，一人ガッツポーズをしました．

　あの暑い夏の日からいつの間にか銀世界へと季節は移ろい，良くて一生寝たきりと言われた息子が，意識混濁ながらもなんとか車いすに移動させてもらい「ト・イ・レ」と意思表示できたのです．6カ月間気管切開していたカニューレが外され，やっと自発呼吸ができるようになり，体中のチューブから解放されて，お世話になった救急病院から，意識混濁状態でしたがリハビリテーション病院へと転院となりました．

▶▶ どのようなリハビリを行ったのか―命は助けていただいたが……

　まさに車いすに括りつけて，自宅前を素通りしてリハビリテーション病院へ向かいました．ぼんやりと気だるそうな半開きの眼には，見慣れたはずの景色がどのように映ったのでしょうか．

リハビリテーション病院に転院してからは，理学療法・作業療法・言語療法士によるリハビリです．
　まず体位を保つところから，ベットから車いすに一人で移動できるようにまた，歩行練習．発声練習など一連のことを行っているうちに，少しずつではありますが自発的な動きもみられました．
　入院患者さんは息子以外全員がご老人です．「わげぇもんが，むぞいごど」．爺さん，婆さんたちが，代わる代わる，おやつやおかずをお地蔵さんの供え物のように息子のテーブルに並べます．
　この間にも職場の上司や婚約者，友人たちが次々とお見舞いに来てくれます．息子も面会時には誰なのかわかっているようですが，帰って1分もすると誰が来てくれたのか，何を話したのかをまったく覚えていません．また食堂から自室に戻れない．医師からはあれほどの重篤な状態だったのだから記憶がなくても仕方がない，命が助かっただけでも奇跡だ，徐々に良くなるかもしれないとしか言われません．また私たちも生命の不安が消えて，身体状況も少しずつ良くなってきているのだから，頭の状態も時間とともに治ってくるものと思っていました．歩行もおぼつかないながら，手すりにつかまって少しずつ歩けるようになってきました．
　しかし体の状態が少し良くなると家族の意に反し徐々に問題行動が次々と起こりました．いくら教えても食堂から自分の部屋に戻れない．たった今のことを忘れる．同じことを何回も話す．夜になると車いすに乗ったまま行方不明．自分のことは棚に上げて人の失敗を極端に指摘する．そのくせ処方された薬の薬効を問い，答えられないでいる看護婦（師）に怒り，「こんなバカな看護師がいる病院にはいられない．今すぐに家に帰る！」「俺の1998年～2002年はどこにいったの？」「なぜ俺はこんなところにいなければならないのか？」等々．こんな状態でリハビリテーション病院も6カ月で退院し，自宅に戻りました．
　自宅に戻るとさらに問題の言動がエスカレート．深夜，家中を探しても見当たらない．履物はあるが姿がないので慌てて外に探しに出たら，玄間の外にボーッと立っている．どうしたかと聞くと「さぁ，なんで俺がここにいるのだろう」「車を運転して会社に行く」「仕事を探す」と言っては車のエンジンを掛けてバックギアを入れる．危険なのですべての車のキーは隠し，本人の車も目に付かないところに隠します．いつ何をするのか常に心が休まりませんでした．
　「なぜ，俺の目や手や足が不自由なのか？」「なぜ声が出にくいのか？」と同じことを一日に何十回も何百回も聞きます．一日中パソコンゲームと喫煙．煙草はやめたほうがいいと言うと，「俺の脳みそが腐っているようだ，だから煙で燻している」と．きっとそれまでの自分ではないことに気づき始めているようなのです．そうかと思えば「こうしてはいられない．何か座ってできる仕事を探す」「税理士になる，司法書士になる」と言ってはパソコンで検索し，通信教育にアクセスします．訪問リハビリのためにきた療法士さんや妹に「専門学校に連れていってくれ」と懇願，何度連れて行っても行っ

たことを忘れて「まだ行ったことがない」と言い張ります．家中，「司法書士になる」「税理士になる」と書いた張り紙をする．「椅子がきちんと定位置に収まっていない」「シャンプーとリンスの位置が逆だ」と言っては怒る．ほかはぼんやりドロンとしたまま．「古本屋に行く約束をしたはずだ，いつ行くのか！」．「そんな約束なんかしていなかったよ」と言うと，「いつもそうだ，すぐにお母さんは忘れるんだから，もうこんな家になんかにいられない！！」と顔面は蒼白になり全身を震わせて怒りだす．こんな怒り方をする人間を今まで見たことがなかったので家族はオロオロするばかり．

　家族が一番困るのは本人の思いこみで「〇〇の約束をしたはずだ」です．私や自分の弟妹だけではなく祖父母に対しても，戸がきちんと閉まっていないと怒ります．祖父母や近所のお年寄りの皆さんにもかわいがってもらい，年配者に対してはそんな子ではなかったので，みんなが面喰います．ただ，大声で怒ることはあっても暴力や手を上げることなどはなく，このことは助かりました．

　また一緒に出かけた先で，「このビルの3階に会議室があって何度も使っている」「ここの病院長は気が短くてよく怒られたな」など，受傷前のことは記憶している部分もあります．

　ある日，思いもよらない来客がありました．事故の時に運転していたT君と父親の二人です．はじめは愛想よく応対していました．しかし，訪問の目的は息子に「T君の減刑のための嘆願書にサインをしてほしい」というものでした．とたんに息子の顔が青ざめ，横を向いてついぞ二人の顔を見ようとはしませんでした．帰った後，「日本の法律はどうなっている！　みんなおかしい．憲法ってなんだ？　Nは死んだのか？　本当に死んだのか？」「俺が殺した！　Nを殺してしまった．なぜ，警察は俺を逮捕しない．すぐに俺を警察に連れていってくれ！」「なぜ俺が生きている？」．泣きながら狂ったようにテーブルを叩いたり椅子をひっくり返したり，私に詰めよったりします．私も一緒に泣きました．事故以来，初めて泣いた気がします．それまでは泣く余裕もなかった．「わかった！　警察に一緒に行こう」と車に乗せ，あちこち走り回りました．しばらくして，落ち着くと「どこに行くんだっけ？」と息子．「はぁ～？？」です．しかし，この時思いました．「良かった．息子にはまだ人間らしい心がしっかり残っている」．

　保育園児の頃から，現在も家族全員の誕生日や母の日，父の日，敬老の日には必ずそれぞれにプレゼントすることは忘れません．どこまでが本当の息子なのか……，どう対応すれば怒らせないで済むのか，これはただ単にわがままになったのか，呆けたのか，反抗期なのかわからない状態でした．

◆　◆　◆

　こうして家族は息子の言動に翻弄されるうち，このまま時間が経って治るものではなく，私たちが思っているより重篤なことだと気がつきました．

　では，本人をどこの病院で診てもらえばいいものか？　どこに行けば治るものか？　どのように対処すれば穏やかにいられるのか？　治らなくてもせめて何らかの形で社

会との関わりの中で生きていってもらいたい．ではどうすれば，と苦悩の日々が続きました．見かねた友人がインターネットで調べて，もしかしたらこのことではないのかと連絡をくれました．「交通外傷による高次脳機能障害」．初めて聞く言葉．そしてその症状はすべて息子と同じです．

　岩手でも交通事故がこんなにあるのだから同じ症状の人はいるはずだと思い，相談機関やリハビリテーション病院に電話や相談に歩きましたが，「そんな方はいません」「いても個人情報ですから教えることはできません」という状況でした．

　それでも，岩手医科大学の小川彰脳神経外科部長（現在，岩手医科大学理事長兼学長）をはじめたくさんの関係機関の皆様のご尽力を頂き，2004年（平成16年）11月28日，岩手にも「いわて脳外傷友の会イーハトーヴ」という家族会を立ち上げることができました．

　そんななか，一関市で日本精神保健福祉士協会主催（山舘幸雄氏代表，当時）の研修会があり，初めて橋本圭司先生のご講演をお聞きしました．「高次脳機能障害者の支援方法と『オレンジクラブ』について」でした．講演をお聞きして，「これだ！　ぜひ東京に行ってみたい」と思いました．ただ，この研修会は開始時刻になっても主催関係者らしき人も講師の方も，見当たりません．ロビーに若い女性が一人ポツンと座っているだけです．不安になり「ここが研修会場ですよね？」と声を掛けると，「確かそのはずです．私も東京から先ほど到着したところですが，どなたもお見えになりませんね……」．

　あとでわかったのですが，その若い女性は『オレンジクラブ』スタッフの野路井未穂さんでした．

▶▶ 高次脳機能障害による生活上の問題点— 受傷から今日までを振り返って

　交通事故となると本人の看病・介護のほかに通常の生活では考えられない，種々煩雑な手続きが出てきます．今，まさに生きるか死ぬかの最中であっても，否応なしに治療費のこと，本人の職場の休職や失業の手続き，警察署，検察所，裁判所，民事訴訟の手続き，保険会社対応や弁護士探し，障害者年金の手続き，成年後見の制度利用などの煩雑な手続き，それらに伴い各病院へ何通もの診断書の依頼，各種書類の整備等々，すべてを家族がやらなければなりません．全くわからないことだらけです．生業や介護に加えてこのような煩雑な手続き，交渉事すべてが私の仕事です．そんな状況の中，本当に『オレンジクラブ』に参加しに東京まで行けるのかと不安もよぎりましたが，それ以上にこの息子を何とかしたいという思いが勝りました．

　問題は，こちらの都合に本人を合わせることの難しさです．へそを曲げないように言葉を慎重に選ばなくてはなりません．

　大変なことは新幹線に間に合う時間に素直に家を出てくれればいいのですが，なかなかそうはいきません．こちらも下手に出て「明日は東京に行く日だよ．家は6時30分に出発するけど，何時に起きて準備をすればいいのかな？」，「気が向いたら起き

る」．これが失敗でした．具体的に「5時に起きてください」または「5時に起こします」とするべきでした．また，新幹線は待っていませんから，遅れては大変とこちらが焦っていることを感知すると，殊更ゆっくりと準備をします．そこでカリカリすれば私の負けです．慎重に言葉を選び，やっと靴を履いてくれたと思うと，新幹線の中でやるクロスワードを別なものに替えたいと，またゆっくり靴を脱いで二階へ．ここが私の我慢のしどころ．ゆっくりしているのは体の動きが悪いせいでもあるのですが，イライラしてきます．

　『オレンジクラブ』では，「当事者と支援者は車の両輪，片方だけ頑張っても空回りして車は動きませんよ」といつも教えていただきましたが，まさに空回り状態で，私自身の鍛錬の日々でした．しかも，本人は「何のために行くのか，行けばどんな効果があるか」と，行くまでの間にこれまた何回何十回も問います．

　また当事者は常に何かをやっていなければ落ち着きません．それと自分の居場所，所属先がないことはとても不安でつらいことなようです．ですから，行くところがあることはとてもいいことなのです．

　この障害の方は，特に息子を見て思うのですが，神経がいつもピーンと張った緊張状態にあるように思えます．もう少しゆったりと心に「遊び」があれば，本人も周りもどんなに楽だろうにといつも思います．

▶▶ 家族として高次脳機能障害にどのように向き合えばよいか

　最近では，岩手でも10年前とは違って，高次脳機能障害が疑われるような場合，受傷の早期に病院側から家族に伝えられるようになってきました．救急病院から，リハビリテーション病院，生活訓練と一連の流れが仕組みとして作られてきて，とてもありがたく嬉しいことです．ただこれが県下全域で行われているわけではないので，皆さんが恩恵にあずかるわけではありません．これらの流れを経ていたら，支援する家族もどんなにか救われることでしょうか．

　私の場合でも，息子の「問題行動」に悩み翻弄されて，なぜ？ どこで相談すればいいのだろうかと悩んでいた当時，『オレンジクラブ』のご縁で橋本圭司先生に診断していただきました．高次脳機能障害であることは頭では解っていても，息子の症状に納得はできていませんでした．なぜこのような症状なのかを，きちんと説明していただきました．脳のこの部位を損傷しているため血流が悪い，結果としてこのような症状が出ている．特に交通事故の場合脳に強烈な衝撃を受けるので，損傷が広範囲にわたり，症状としても多岐にわたりいろいろなことが出てくる．この説明に，胸につかえていたものがストンと落ちたように納得したものです．

　早期にきちんと診断していただくことで，家族は納得し覚悟を決めます．また本人にも社会復帰に向けた支援策が講じられやすくなります．

　つい最近，イーハトーヴの会員になられた方ですが，25年前にご主人が35歳で交通事故に遭った．それ以来一家の大黒柱である夫は働けず，地域でも，家庭にあって

も変人扱い．家計を支えるため妻は昼夜問わず働きづめ．明日食べる米を心配しなければならず，子どもたちを可愛いと思う余裕などなかったと，涙されていました．今回，高次脳機能障害と診断を受けて障害者年金にもつながった，これでやっと夫も「変人扱い」されずに済む．障害と認めてもらったし，年金が定期的に入ることで生活も少し楽になった．これで少しは夫に優しく接することができると，彼女は泣き笑いをしました．まだまだこんな状況があることも事実です．彼女は優しく接したいと思っても生活が成り立たず，気持にも余裕がなければどうすることもできなかったのです．25年間の思いを話せと言われれば，1週間寝ずに語っても語りきれないとも言いました．私は彼女が「もういいから」と言うまで，何回何十回でも彼女の話を聞こうと思っています．なぜなら当事者を支える家族がその心と懐に余裕がなければ，当事者を支えきれないのです．当事者に向き合う家族を側面から支える支援者や，思いを話せる場が必要です．

　息子は毎朝トレーニングと称して，1，2時間ほど歩きます（本人は走っているつもり）．右足の痛みで，歩幅が狭く，時間の割に距離は歩いていないのですが，暑くても寒くても，雨の日も雪の日も出かけます．無理な歩き方でさらに足を悪くすることが心配ですが，やめさせようとしてもやめません．

　それを行うには儀式のようなものがあります．朝起きるとパンツ1枚で体重を計測して記録します．それから身支度をして出かけます．帰ってくるとまた出かける前と同じで，メガネも外しパンツ1枚で体重の計測と記録をし，「何グラム減った」と満足し，それからシャワー室へと，パターンは決まっています．

　トレーニングのコースは気分次第ですが，ほぼ同じコースを歩き続けています．夏場の休日は早朝4時前から出てお昼頃まで帰らないこともあります．あまりにつらそうな歩き方をしているせいか，たまたま通りかかった方が，時には中学生の頃の同級生であったり，隣町の方だったり，見ず知らずの方だったりするのですが，自宅まで車で送ってくれることもあります．ある大雨の日に，ずぶ濡れの息子をご自分の車に乗せて我が家まで送り届けてくださった方もありました．「気をつけてな，無理しないように頑張れよ」と声を掛けてくださる方や，「随分と歩く速度が速くなったなぁ」などと応援してくださる方もいます．息子も外面は大変にいいので，にこにこと「おはようございます．ありがとうございます」と応えているのだそうです．また，ある方は病気で仕事を退職し，自宅療養ですっかり滅入っていたが，毎日，毎日歩いている息子の姿を見て，「自分も病気なんかに負けてはいられないと思うようになり，自分も散歩を始めたよ」と，話してくださる方もありました．

　体重の記帳用のノートは5年目になりもうボロボロですが，ガムテープで補修をして使っています．本人の宝物の一つかもしれません．

　初めの頃は心配とあんな姿で外を出歩くことはみっともないとの思いもあり，やめさせようといろいろ策を講じたりしましたが，ここまでくると最近では「アッパレ」と思えるようになりました．本人いわく「継続は力なり！　この体躯は鍛錬のたまも

の」と一人鏡の前でポーズをとっています．

際限なく歩き続け，足は血豆や大きな靴ズレで水疱，迷子騒ぎ，携帯にGPSを付け，車2台で探し回ったりすることもありますが，最近では困ったら自分からSOSを発信できるようになり，最近では事業所に通所の1時間前には戻ってくるようになりました．「おかえりなさい．早かったね」と，いかにも全然心配なんかしていなかったよ，アンタを大人として信用していたよ，というふうに振る舞っています．そのほうが本人も，こちらの思いに添ってくるようになると思えるようになりました．

◆ この障害になって何を学んだか

4年前から家族会で，高次脳機能障害者の生活訓練の場として，地域活動支援センターⅢ型から始めて，現在は就労継続支援B型事業（高次脳機能障がい）を運営いたしております．日々高次脳機能障害者の集団の中で一緒に暮らしておりますと息子一人の場合とは違い，いろいろな角度からこの障害を学ばせていただいています．

一つは良い訓練は社会生活の中である，ということです．他者との関わりの中で，自分自身を見つめることができます．彼らはその中でいい方向にどんどん改善されていくことを実感させられています．重度の記憶障害の方でも，自分が忘れやすいことはわかっていますし，人も見分けます．どの職員にものを尋ねれば気持ちよく答えてくれるかもわかっています．自分にとって嫌な記憶のある人には近づきません．その人とはニアミスをしないようになります．

また，相手を許せないという怒りの感情がわき上がってきた場合，当事者の方それぞれが，それぞれの対処法を習得できるようになります．ある人は「外の空気を吸ってきます」と，10分ほど外に出ます．また別のある人は建物の1階から2階までをぐるりと一回りして，「戻ってきました」と続きの仕事をします．

息子の言動を「問題行動」と思っていた頃は「なぜこんな些細なことにこだわったり，怒ったりするのだろう」と，嘆いておりました．しかし，よく観察していると，息子やこの障害の人たちが「怒る」には理由があります．彼らに物事を「わかりやすく伝えていないこと」，彼らにとって嫌なことを平然とやってしまう，こちらの「配慮のなさ」が原因です．こちらの意図が正しく伝わっていないことから行き違いや誤解が生じます．こちらの意図と違った行動に「えっ！またなの？」という，こちらの心の動きに敏感に反応します．これと逆に彼らが言わんとしていることを，こちらが正しくしっかりと受け止めていないときも同じです．

橋本先生がおっしゃる，「指示は簡潔に7文字以内で」が当事業所の座右の銘です．

同じように集団の中で見えてきたもう一つのことは，よく高次脳機能障害者は「退行する，子どもっぽくなる」といわれますが，それまでは普通に社会生活をおくり，自制できる能力を十分に備えていた方でも，受傷したことでその抑制が外れ，「自分だけが兄弟間で親に認められず阻害されていた，学校でいくらいい成績を取っても自分

だけは親に褒められなかった，親に愛されていなかった」と，50歳近くになった今でも毎日のように周りに話す方もいます．その分，今になって職員や周りの人に「認めてもらいたい感情」が出てくるらしく，「ホラ，僕は皆と違ってこんなに頑張っているんだよ．僕はこんなこともできるんだ」と，健気なほどアピールします．これも幼児期に親の思いを十分にその子に伝えきれていない結果なのだろうかと思います．子育てのやり直しは無理でも「やり足しはできる」と思います．私たちも「すごいね！　さすがだね」と，橋本先生直伝の「短い言葉」「褒める」で，いい事はどんどん褒めちぎります．そういう意味では，この障害は「見えやすい障害」かもしれません．

　息子のことで，教えてほしい，助けてほしい，わかってほしいと声を出し続けたら，同じ思いの方が集まり，たくさんの方から協力の手が差し伸べられ，私たちは助けていただきました．おかげさまで人と人のつながりができ，多くのことを学ばせていただいております．

　どんな人も，人は一人では生きていけません．地域で生きるということは，日々地域の皆さんのお世話にならなければなりません．さらに，電車もなければバスも1日に数本しか通らない田舎で生きていくことは人とのつながり，優しさ，おかげさま，お互いさまの心が，息子のような人間が生きていける大きな支えになっています．と同時に，本人が意識しないでもどこかで，どなたかの役に立っていることもあるのだと知ると，息子の役割もちゃんとあると思えて，障害者とはなってしまったけれど，こんな人生，こんな幸せもあるのだと思えます．

　この障がいと出会えたことで，今更ですが普通の生活や足元や身の回りにある小さな幸せが，いかに大切なものかに気づかされました．

　「しん伯父ちゃん」の事故で，予定日になっても出ようにも出にくくなり，ママのお腹にしっかりとしがみついて頑張ってくれた，時にはライバル，時には兄のように「しん伯父ちゃん」と共に育った孫がこの4月，中学生になりました．時が経つ早さを改めて感じます．

　そしてN君の冥福を祈って，今年も二人でお墓参りに行こうと思っています．

10 集団リハビリテーションプログラム「羅心版」について

特定非営利活動法人高次脳機能障害支援ネット
粳間 剛
イラスト：仙道 ますみ

やってみせ
言って聞かせて
させてみせ
ほめてやらねば
人は動かじ

話し合い
耳を傾け
承認し
任せてやらねば
人は育たず

やっている
姿を感謝で
見守って
信頼せねば
人は実らず

人を動かす（山本五十六）

　「羅心版（らしんばん）」[1]は高次脳機能障害当事者・家族通院治療支援プログラム『オレンジクラブ』[1]内のセッションの一部として行われた集団リハビリテーションです．「羅心版」はあくまで『オレンジクラブ』の一部分であり，『オレンジクラブ』は治療プログラム全体を使っての全人的な支援を目的としています．したがって，この章では，実際に行われた集団通院治療プログラム『オレンジクラブ』を例に，「羅心版」を取り入れた治療プログラム全体の流れの解説も加えていきます．「羅心版」の具体的な進め方・治療の流れに関しては，わかりやすさを重視し，解説まんがとともに記載します．

◆『オレンジクラブ』

　東京慈恵会医科大学附属病院の高次脳機能障害通院治療プログラム『オレンジクラブ』は，約半年間を1クールとし，毎週1回13：30〜17：00まで，15, 16回の開催で行われ，毎クール4, 5組の当事者・家族が参加しました〔スタッフは，医師（Dr）1名，作業療法士（OT）1名，言語聴覚士（ST）1名，事務員（医局秘書）1名〕．
　『オレンジクラブ』のプログラムは，「はじめの会」「個別セッション」「集団セッショ

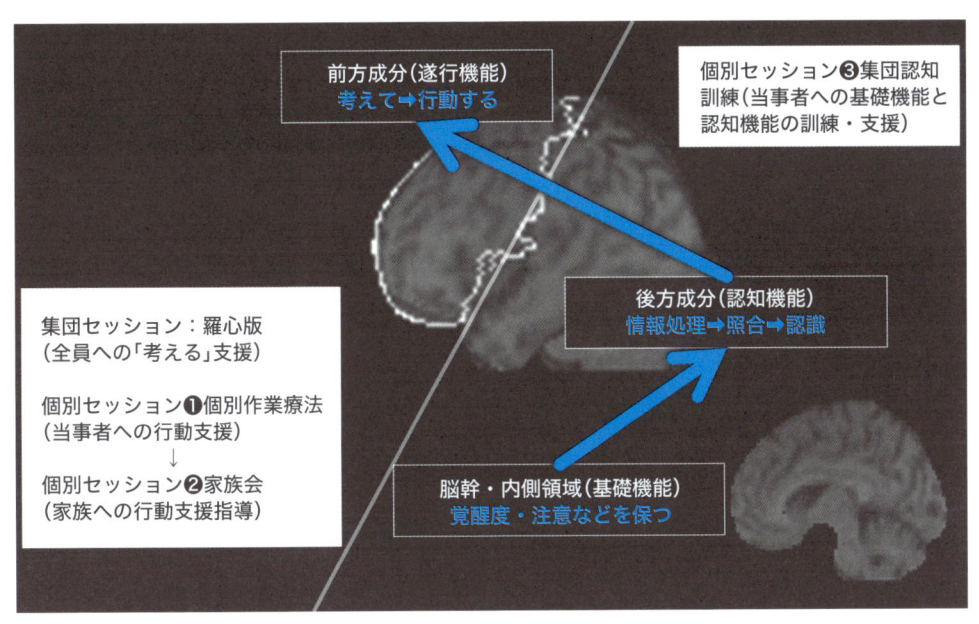

図1 『オレンジクラブ』の各セッションと高次脳機能の対応
「十分に覚醒し注意を払い（基礎機能），外界の情報を受け取り記憶と照合することで認識し（認知機能），そしてそれに対しどのような反応を行うか考え・行動する（遂行機能）」という高次脳機能の流れ[2]がいかにスムーズに流れるように支援するかが，リハビリテーションの基礎的考えとなる．この流れを意識して，『オレンジクラブ』のプログラムは組まれている．

ン」「おわりの会」の4部構成からなります．個別セッションは「集団認知訓練（当事者への基礎機能と認知機能の訓練支援を行う）」「個別作業療法（当事者への行動支援を行う）」「家族会（家族への行動支援指導を行う）」の小グループに分かれて行い，集団セッションとして，参加者全員で「羅心版」を行っていました．『オレンジクラブ』では高次脳機能を①「基礎機能（覚醒・注意機能など，高次皮質機能の基盤となる能力の段階）」②「認知機能（情報処理，照合，認識の段階）」③「遂行機能（考えて，行動する段階）」の3つの段階に分類するモデル[2]を治療展開の基盤としていました（**図1**）（**表1**）．すなわちこのプログラム構成は，医療モデル基盤に基づくものです．

表1 『オレンジクラブ』の各セッションと高次脳機能の対応[1~4, 7]

時間軸	セッション種別	治療内容と解説まんがの対応頁	ターゲットになる高次脳機能の例	
1週目の『オレンジクラブ』	集団「羅心版」	① 主役が「やりたいこと」を3つあげる. その日の「羅心版」の主役となった当事者が、その場で思いつくやりたいことを3つあげる.	・行動計画（目標設定） ・動機付け（motivation）	遂行機能
		② 参加者が順にアドバイスをあげていく. 主役のあげた「やりたいこと」の実現につながる「今日からすぐできること」を参加者が一人ずつ順番にあげ、アドバイスしていく.	・行動計画（論理的に考える） ・拡散的思考（選択肢を増やす） ・動機付け	
		③ 主役が「今日からはじめること」を選ぶ. あがったアドバイスの中から、主役が自分で、「今日からはじめること」を選ぶ.	・行動計画（判断と意思決定） ・収束的思考 ・choice-making・動機付け	
1~2週目の合間	家族との実践	主役は（翌週の『オレンジクラブ』までに…）家族と協力して、「今日からはじめること」を実行してみる.	・行動計画の実行、実践	
2週目の『オレンジクラブ』	個別	④ 個別セッション 主役は「今日からはじめたこと」について、「個別作業療法」での指導を受ける. 家族は主役の障害像とそれに対する行動支援方法について、「家族会」での指導を受ける. 1週目の「羅心版」に主役として以外で参加した当事者は、「集団認知訓練」で基礎機能・認知機能の訓練を受ける.	・当事者への行動支援 ・動機付けの誤帰属の予防 ・家族への行動支援の指導 ・基礎機能の段階の訓練 ・認知機能の段階の訓練	
	集団「羅心版」	⑤ 2週目の「羅心版」 1週目の主役はアドバイス側で参加し、2週目は別の当事者が主役を務める.	・行動計画（特に拡散思考を主役とは違う視点で） ・病識と障害受容（人のふり見て我がふり直せ）	遂行機能
2週目以降~		以後①~④について、当事者が順番に主役を務め、1巡するまで繰り返す.		
2巡目の『オレンジクラブ』	集団→個別	⑥ 2巡目の「羅心版」（2回目の主役）の回 1回目の主役の「羅心版」で選択し、「はじめたこと」に関して、経過を発表してもらう. 自分の「羅心版」を作る. 2回目の主役の「羅心版」も①→③とすすめ、同じように個別セッションへとすすむ.	・動機付けの強化（成功体験へのpositive feedback） ・病識と障害受容（確認・振り返り） 1巡目と同様	遂行機能

◆『オレンジクラブ』の流れ―総論

「羅心版」を含めた、『オレンジクラブ』全体の流れを**表1**に記載しました．この項では文章による解説を行います（よりわかりやすいイメージとして、**表1**と対応する形で解説まんがを148頁から記載しています）．

毎週のプログラムで、当事者はまず基本的に、STによる個別セッションである約1時間の「集団認知訓練」に参加します．ここでは、「1. 基礎機能」、「2. 認知機能」の段階をトレーニングし（**表1**、**図4-②**、**解説まんが④**）、次いで「3. 遂行機能（考えて、行動する段階）」の段階のトレーニングへ移行します．

個別セッションの次の時間の集団セッション「羅心版」は、この遂行機能段階のうちの「考える」過程をトレーニングするものです．毎回一人の当事者を主役とし、ま

ず主役が，その場で思いつく3つの「やりたいこと」をあげます．そのやりたいことを実現するためにはどのような行動を始めればよいのか，「今日からすぐはじめられること」として，参加者全員で順にアドバイスをしていきます．そして，最終的に主役が自分自身で，「今日からはじめること」を選択します（**表1**，**解説まんが** ①〜③）．この過程は，"目的にかなった行動計画をする"という遂行機能段階の脳機能を再現しています[3]．主役には，こうして選ばれた「今日からはじめること」を家族と共に早速「行動」に移してもらいます（すなわち，遂行機能の，計画を実行する段階に移行します）．

一方で，単に始めることだけを勧め，背中を押すだけでは，失敗体験・誤解（誤帰属）のもとになる危険性もあります[4]．そこで，「羅心版」の翌週の『オレンジクラブ』の個別セッションでは，前週の主役に対して「個別作業療法」を行い，「はじめたこと」を確認し，さらに具体的なやり方を当事者本人にOTが指導します（**表1**，**図3**，**解説まんが** ④）．これによって，遂行機能段階のうちの「行動する」過程を，支援することができます（行動支援[2]）．

また，前週の主役が「個別作業療法」を受けている間に，家族は「家族会」に参加します（**表1**，**図4-①**，**解説まんが** ④）．ここでは，家族がどのような行動支援を行っていけばよいのか，医師がその当事者の障害像の解説とともに指導し，支援を行う体制を整えます（治療的環境づくり[2]）．この個別作業療法・家族会の間，主役を務めなかった残りの当事者たちは，集団認知訓練を受けます（**表1**，**図4-②**，**解説まんが** ④）．

すべての当事者が順番に「羅心版」の主役を務め（**表1**，**解説まんが** ⑤），同様に，行動支援・治療的環境づくりを加えていきます．

このように，『オレンジクラブ』のプログラムでは，当事者の「やりたいこと，はじめたこと」を通じて，高次脳機能の流れ（**図1**）を当事者・家族に実感させていきます．その過程のなかで，回復にとって望ましい代償手段・環境調整が浮かび上がり，同時に当事者・家族の病識・障害受容が促され，治療的環境が作り上げられていきます（**表1**，**解説まんが** ⑥）．また，いずれのプログラムにおいても，当事者・家族がお互いを見て，意見を出し合うことにより，ピア（peer）カウンセリング効果も期待できます[1]．特に，「人のふり見て我がふり直せ」「成功した体験・失敗した体験を共有すること」で病識を，互いに理解し認め合うこと（社会受容）で障害受容を促すことにつながります[1]．これら，すべての過程を通じて，社会復帰に向けた「動機付け」を行うことが支援全体の最大の目標であり，最大の治療効果です（**図7**，**解説まんが** ⑦）．

◆ 『オレンジクラブ』の流れ—各論

「羅心版」を含めた，『オレンジクラブ』全体の流れをよりわかりやすいイメージとして視覚化するために，**表1**と対応する形で148頁から解説まんがを左頁に，補足説明を右頁に記載しています．

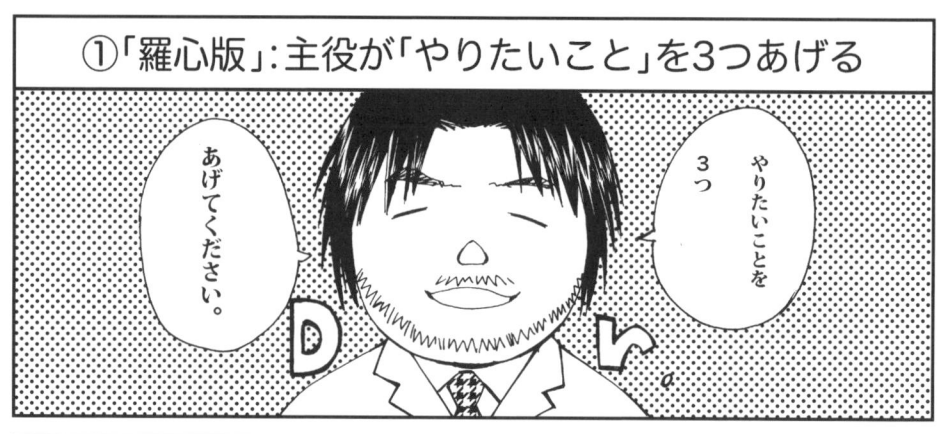

① 「羅心版」：主役が「やりたいこと」を3つあげる

やりたいことを3つあげてください。

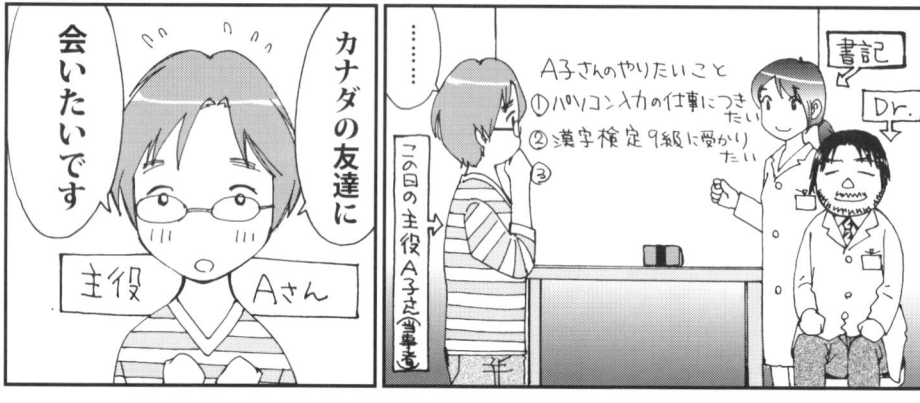

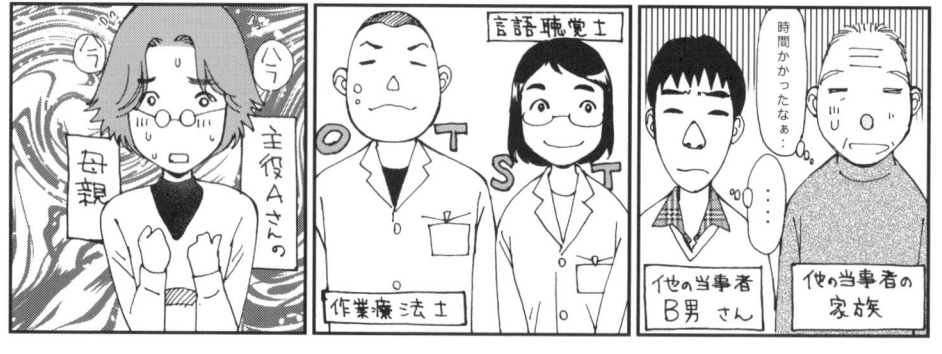

カナダの友達に会いたいです

主役 Aさん

A子さんのやりたいこと
①パソコン入力の仕事につきたい
②漢字検定9級に受かりたい
③

この日の主役 A子さん 当事者

書記

Dr.

主役Aさんの母親

言語聴覚士

作業療法士

OT
ST

他の当事者 B男さん

時間かかったなぁ…

他の当事者の家族

その場で当事者がやりたいことを3つもあげるのは大変なことです。発言までに非常に時間がかかることも…。参加者は見守りましょう。

▶▶ ①「羅心版」：主役が「やりたいこと」を3つあげる

「羅心版」で最初にやることは，当事者であるその日の主役が「やりたいこと」を3つあげることです．「やりたいこと」はなんでもかまいません．その場で思いつく「やりたいこと」をなんでも3つあげてもらいます．

高次脳機能障害があると，「やりたいこと」がすぐに思いつくとはかぎりません．人によっては，非常に時間がかかったり[5,6]，ヒントがないと思いつかないこともあります[3,5]．司会を務めるスタッフは当事者のペースに合わせ，考える時間を作ってあげたり[5,6]，ヒントを出してあげるとよいでしょう[3,5]．当事者が考えている間，参加者は温かく見守ります．

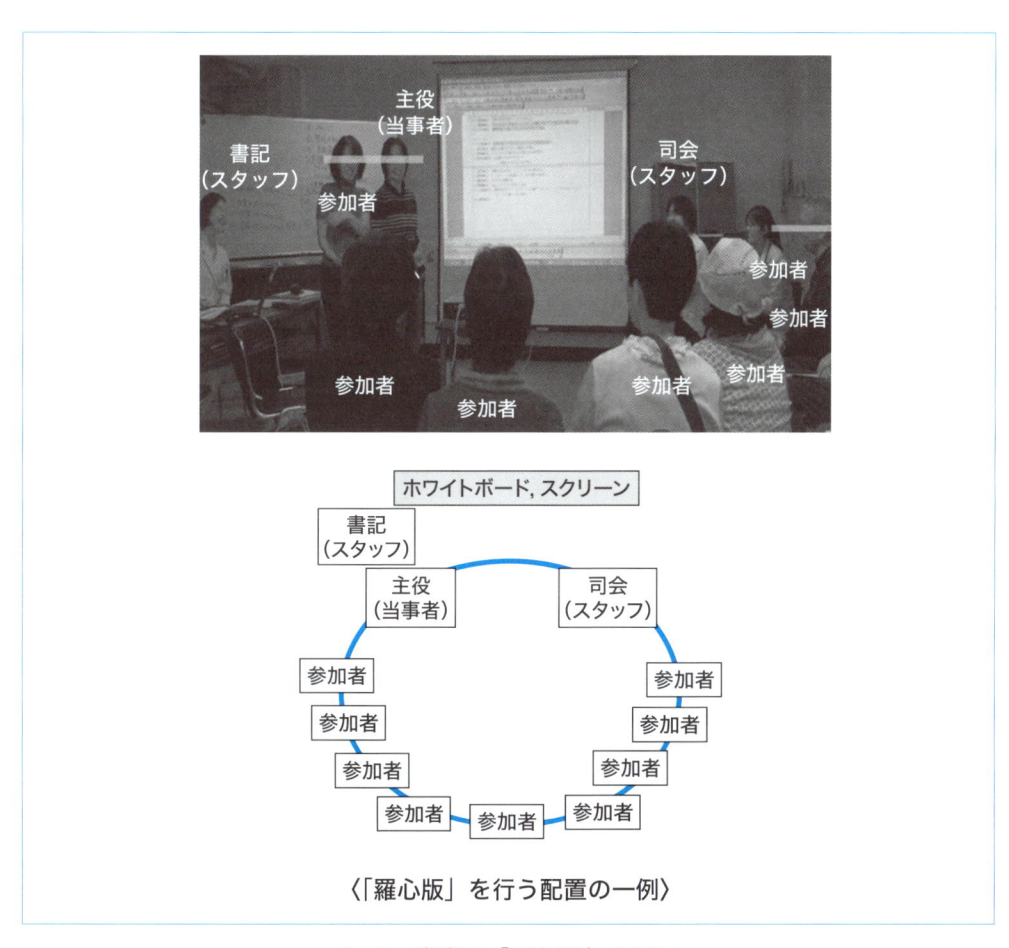

図2　実際の「羅心版」の風景

「羅心版」での役割分担は，主役（当事者）・司会（スタッフ）・書記（スタッフ）そしてアドバイスをするための参加者である．スタッフ以外にも主役の家族や支援者，主役以外の当事者やその家族や支援者，見学者などにアドバイス側として参加してもらう．
主役と司会が向き合い，その二人に対して半円を描くように参加者が座るようにするとやりやすい．参加者に対峙する形でホワイトボードなどを用意して書記が記録するようにすると見やすくなる．

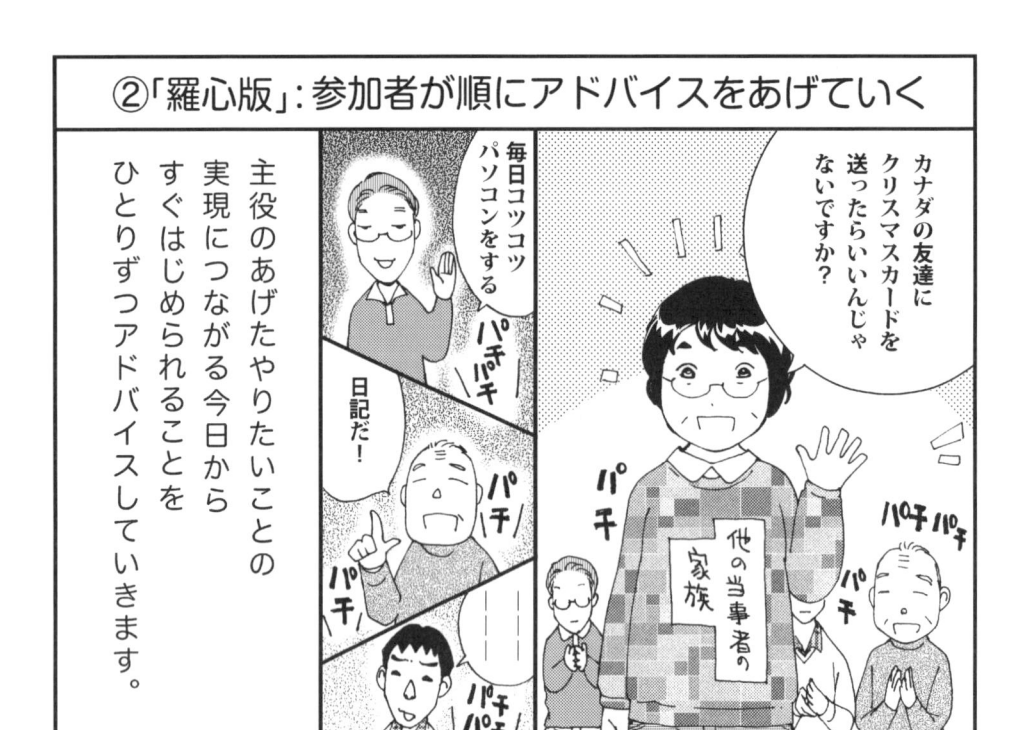

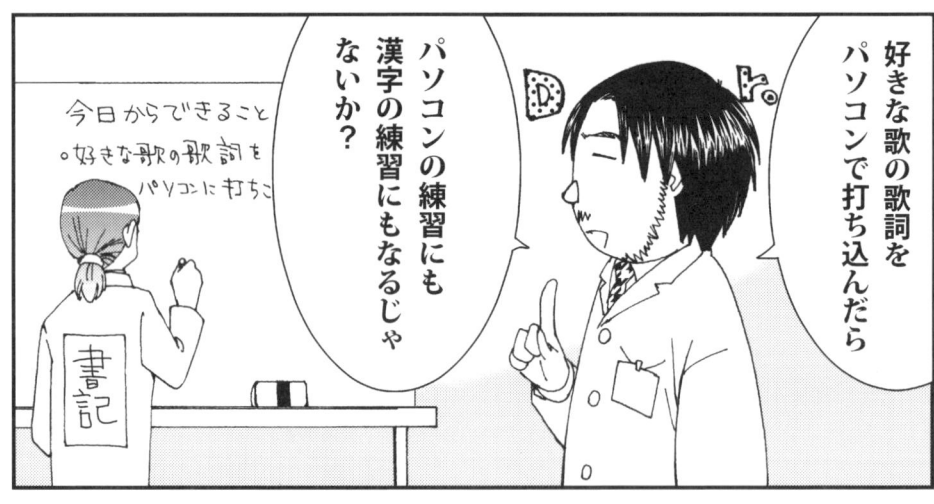

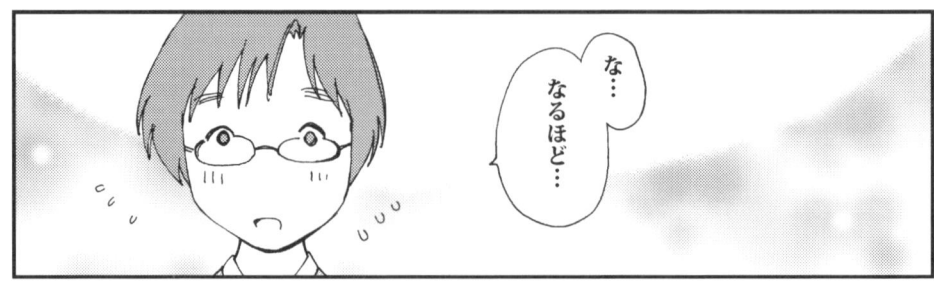

▶▶ ②「羅心版」：参加者が順にアドバイスをあげていく

　主役のやりたいことが3つあがったら，次に，主役以外の参加者が順に主役のあげた「やりたいこと」の実現につながるアドバイスをあげていきます（**表2**）．アドバイスは，「今日からすぐはじめられること」にします．

　司会者は，参加者一人につきアドバイスを一つずつ，順番にあげていってもらうように場を促しましょう．その際のルールとして，positive feedback（ポジティブ・フィードバック）を心がけます（後述の「ポジティブな行動支援とは」参照）．また解説まんがの医師（Dr）のように，そのアドバイスがどうしてやりたいことの実現につながるのか，簡単に説明を付け加えるとよいでしょう．行動の理由を明確にしたほうが，より動機付けにつながります[3]）．

　主役にとってだけでなく，参加者にとっても，その場で考えてアドバイスをすることは時に大変なこともあります．アドバイスが一つあがるたびに，参加者は拍手をしてあげましょう．これも positive feedback です．

表2　主役A子さんのやりたいことと，その実現のための参加者からのアドバイス

やりたいこと
1　パソコン入力の仕事に就きたい．
2　漢字検定9級に受かりたい．
3　ホームステイ先のカナダの友達に会いたい．

【今日からすぐできることのアドバイス】（一部を掲載）
・好きな歌の歌詞をパソコンで打ち込む（→やりたいこと 1 2 へのアドバイス）
・英語の上達のためにラジオ講座などを聞く（→やりたいこと 3 へのアドバイス）
・毎日コツコツパソコンをする（→やりたいこと 1 へのアドバイス）
・本屋や図書館で過去問を解く（→やりたいこと 2 へのアドバイス）
・漢字を調べながら毎日日記を書く（→やりたいこと 2 へのアドバイス）
・海外サイトに英語で商品の問い合わせをする（→やりたいこと 1 3 へのアドバイス）
・カナダの友達と文通をする（→やりたいこと 3 へのアドバイス）
・カナダの友達にクリスマスカードを贈る（→やりたいこと 3 へのアドバイス）
…など

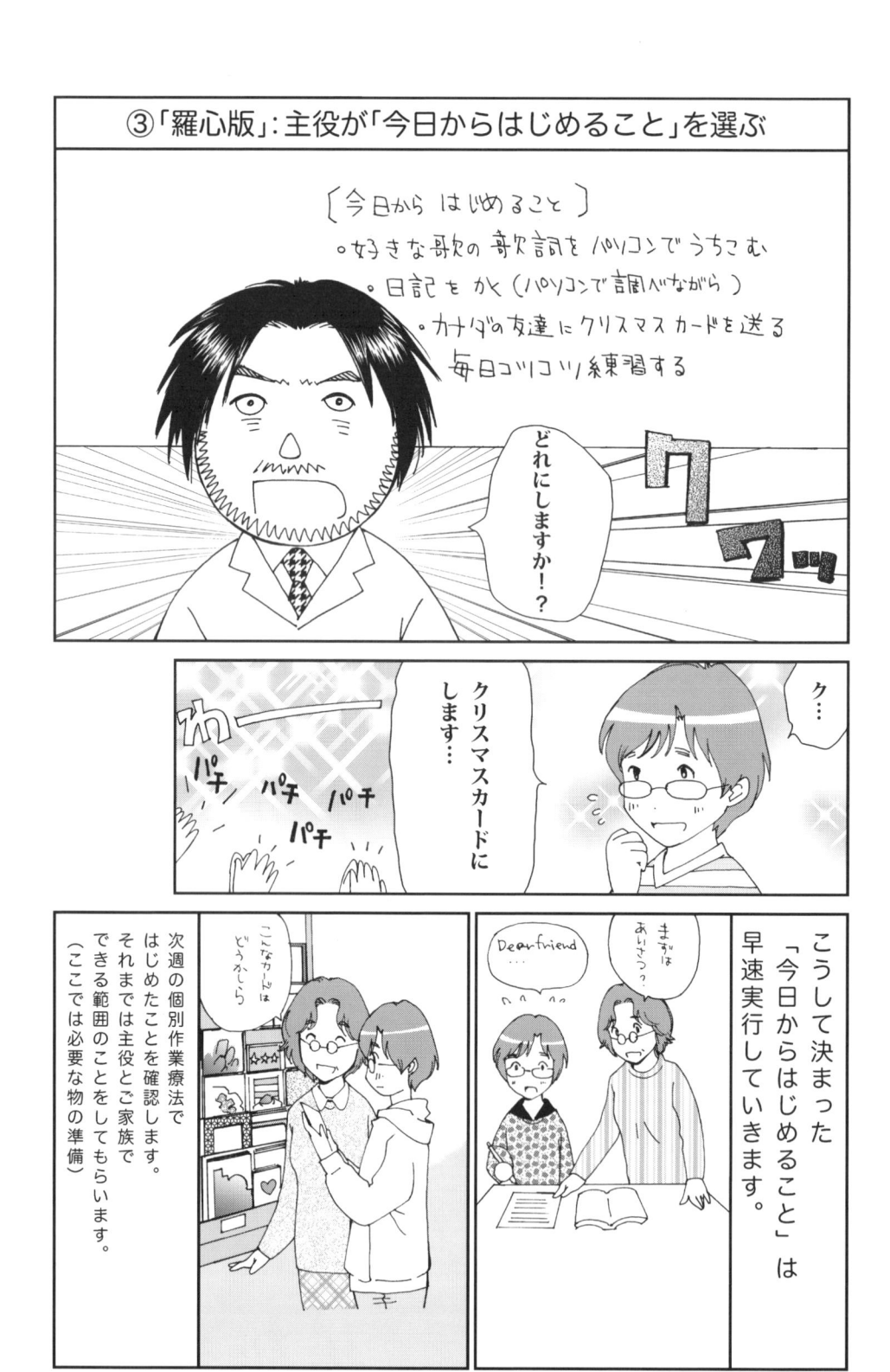

▶▶ ③「羅心版」：主役が「今日からはじめること」を選ぶ

「羅心版」の最後に，参加者にもらったアドバイスの中から，主役が「今日からはじめること」を一つ選びます．アドバイスは，あくまで選択肢を増やしているだけにすぎません．何を始めるのかは，主役が自分自身で選ぶことが重要です（choice-making[2]）．当事者によってはこの決断が難しい場合もあります．その場合は，司会者が「アドバイスであがったことを始めると，なぜやりたいことの実現につながるのか？」の理由を再度確認し，明確にしてあげるとよいでしょう[3]．

解説まんがでは，たくさんのアドバイスの中から，「カナダの友達にクリスマスカードを送る」ことが選ばれています．「カナダの友達に会いたい」という将来的にこのやりたいことを実現させるために，まずはクリスマスカードを贈って会いたい気持ちを伝えることになりました．確かにこれは「今日からはじめられること」です．「今日からはじめること」が決まったら，「羅心版」の集団セッションはおしまいです．

主役が始めたことの経過は，翌週の『オレンジクラブ』の個別セッション「個別作業療法」で振り返り，確認をします．「はじめること」の内容によっては，集団セッション終了直後に個別の指導を付け加えることもあります．この解説まんがの主役のA子さんに対しても，「羅心版」終了直後に，翌週までにクリスマスカード作りに必要なものを家族と準備してくることをOTが指導しています．そして，翌週の『オレンジクラブ』の個別セッション「個別作業療法」でクリスマスカードを完成させています（**図3**）．

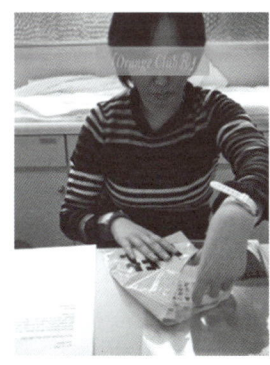

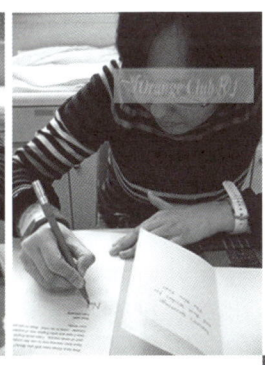

A子さんがご家族と準備してきたもの（シール・ペン・文章メモ，クリスマスカードの台紙）を確認し（上左），OTの指導のもと，クリスマスカード台紙に考えてきた文章メモを書き写し（上右），シールを貼って，クリスマスカードを完成させた（下）．

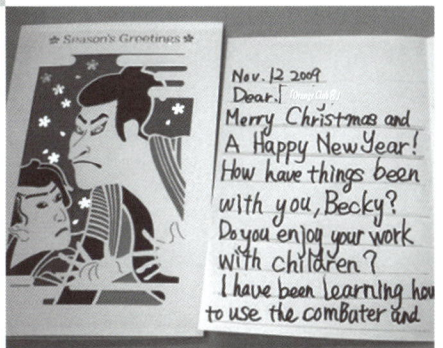

図3　主役A子さんの「羅心版」の翌週の個別作業療法

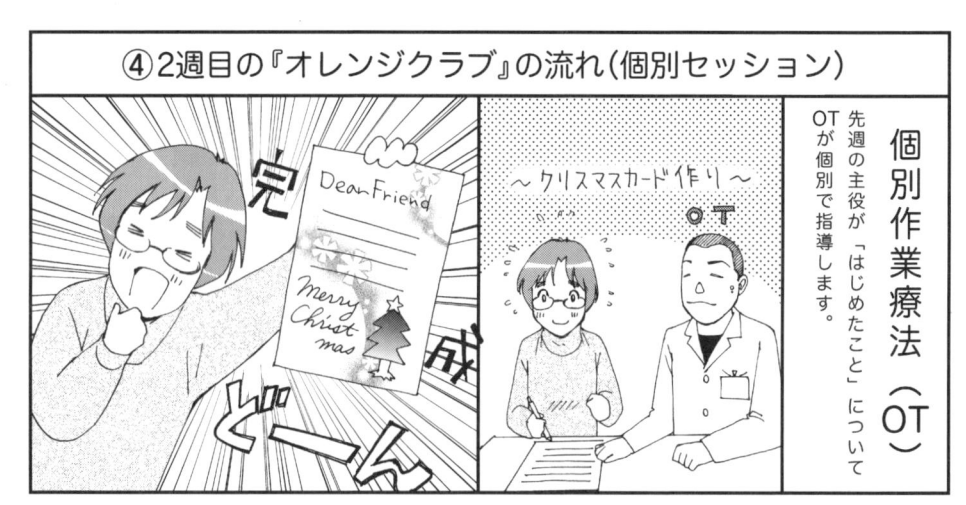

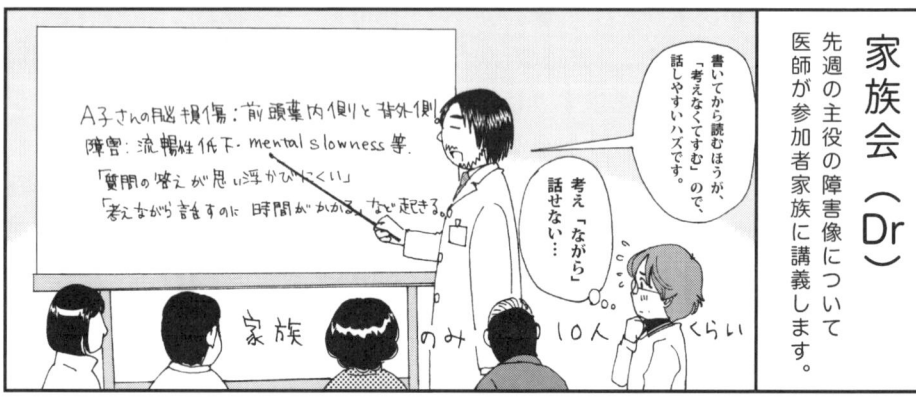

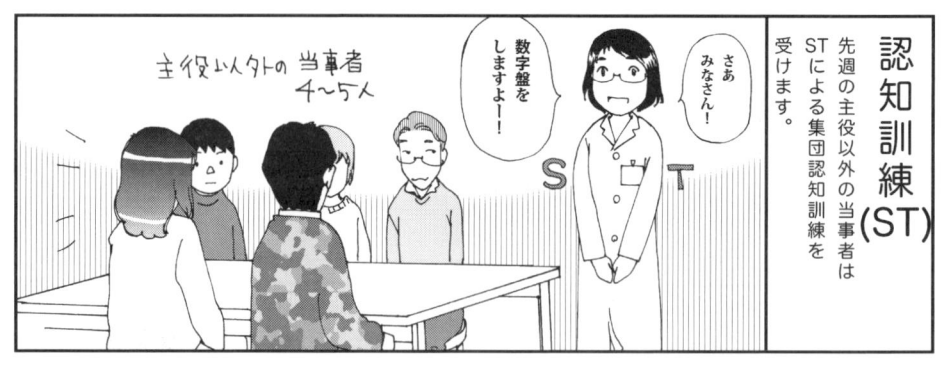

④2週目の『オレンジクラブ』の流れ（個別セッション）

個別作業療法（OT） — 先週の主役が「はじめたこと」についてOTが個別で指導します。

家族会（Dr） — 先週の主役の障害像について医師が参加者家族に講義します。

A子さんの脳損傷：前頭葉内側と背外側
障害：流暢性低下、mental slowness 等。
「質問の答えが思い浮かびにくい」
「考えながら話すのに、時間がかかる」など起きる。

書いてから読むほうが「考えなくてすむ」ので、話しやすいハズです。

考え「ながら」話せない…

家族のみ 10人くらい

認知訓練（ST） — 先週の主役以外の当事者はSTによる集団認知訓練を受けます。

主役以外の当事者 4〜5人

さあ みなさん！
数字盤をしますよ！

▶▶ ④：2週目の『オレンジクラブ』の流れ（個別セッション）

ここでは，2週目以降の『オレンジクラブ』の流れをタイムスケジュール表に沿って説明します（**表3**）．2週目以降の『オレンジクラブ』では個別セッションが本格的に始まります．当事者・家族は1. 個別作業療法，2. 家族会，3. 集団認知訓練，の3つの小グループに分かれて指導を受けます．

前の週に「羅心版」で主役を務めた当事者は個別作業療法（OT担当）に参加し，「はじめたこと」に関して個別で指導を受けます（**図3**，153頁）．参加者家族は全員家族会（Dr担当）に参加し，前週の主役の障害像に関する講義を受けます（**図4-①**）．前週の主役以外の当事者は，集団での認知訓練（ST担当）に参加し，リアリティーオリエンテーションや数字盤などの，集団での認知訓練を受けます（**図4-②**）[1,9]．

表3 『オレンジクラブ』のタイムスケジュール

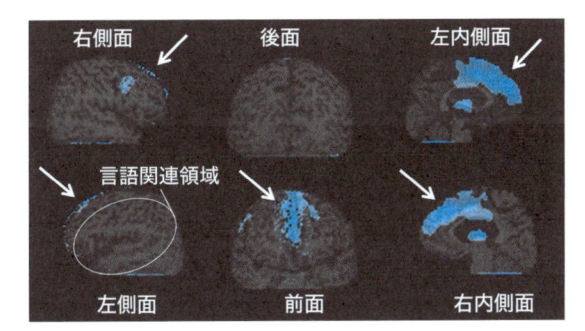

13：30-13：50	はじめの会
13：50-14：50	個別セッション（1～3） 1．個別作業療法（OT担当）：前週の「羅心版」の主役が「はじめたこと」について個別で指導を受ける 2．家族会（Dr担当）：前週の主役の障害像について参加者家族が講義を受ける 3．認知訓練（ST担当）：前週の主役以外の当事者は集団認知訓練を受ける
15：00-16：30	集団リハビリテーション「羅心版」
16：30-17：00	おわりの会

前頭葉内側と背外側領域の異常（MRI/SPECT fusion画像）があり，この領域の機能低下により，流暢性の低下やmental slownessを生じ，人前で考えながら話すことに問題が生じうるが，言語関連領域そのものに異常はないため，書くこと・読むことで話すことの代償ができると予想されると解説．（図は文献5より改訂転載）．

図4-① 家族会での講義内容

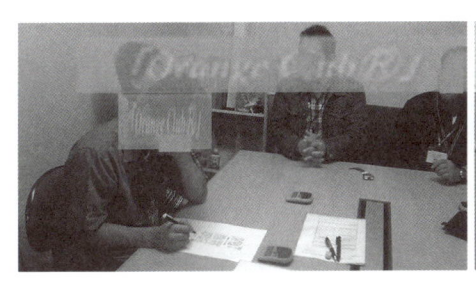

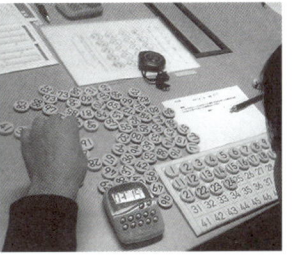

図4-② 集団認知訓練の風景（左：末梢問題，右：数字盤）[9]

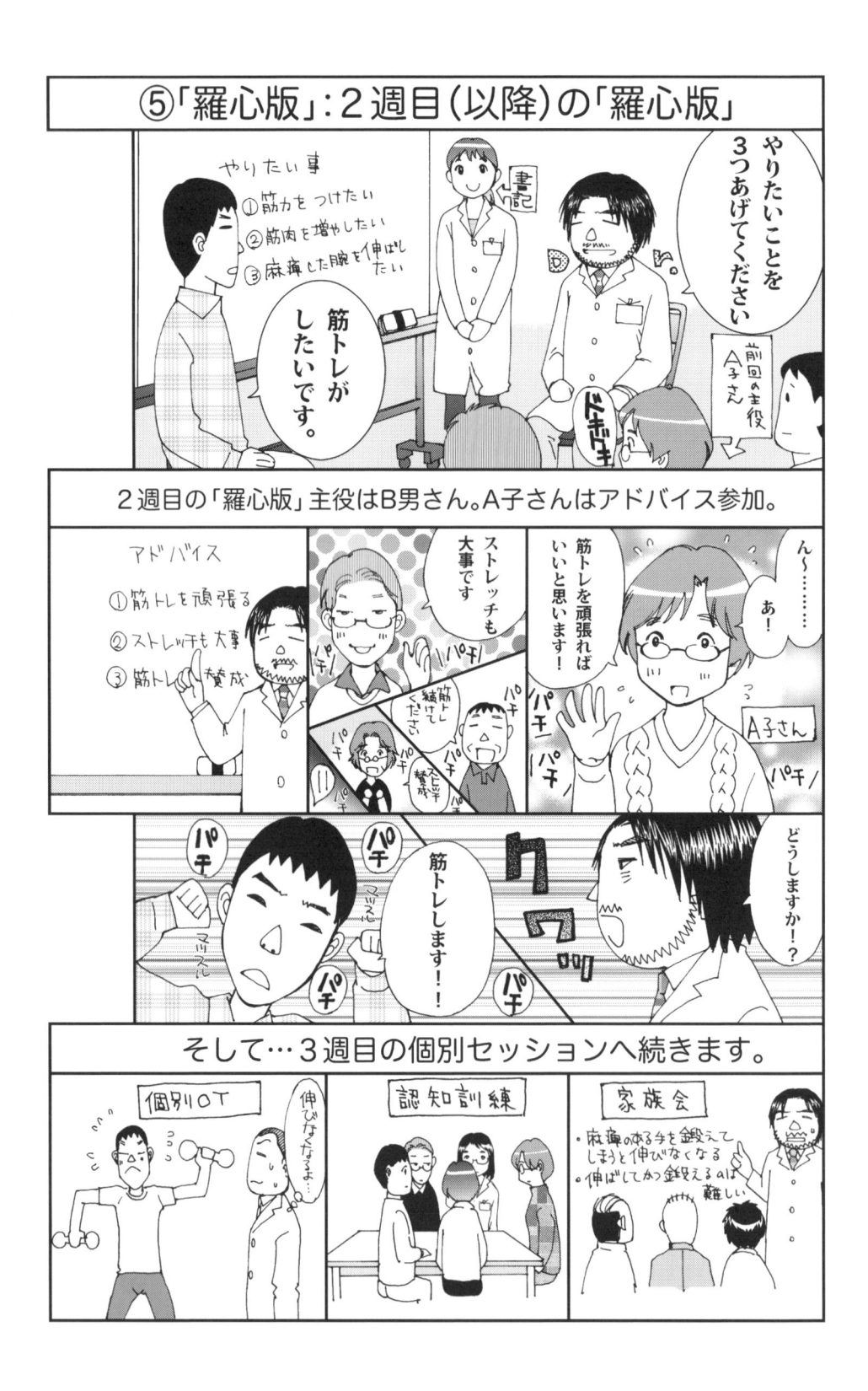

▶▶▶ ⑤「羅心版」：2週目（以降）の「羅心版」

「羅心版」の主役は，毎週順番に，別の当事者が務めていきます．そして，主役以外の回であっても，当事者の方にはアドバイス側で「羅心版」に参加してもらいます（解説まんがでは，2週目の「羅心版」でB男さんが主役になり，前回主役を務めたA子さんはアドバイス側で参加しています）．役割を変えたうえで，1週目同様に，「主役がやりたいことを3つあげる」「参加者が順にアドバイスをあげていく」「主役が今日からはじめることを選ぶ」の順に進みます．3週目の個別セッションでは，個別作業療法でB男さんの始めたことの確認，家族会でB男さんの障害像の解説，B男さん以外の当事者の方は集団認知訓練に参加しています（前週主役だったA子さんも参加しています）．このように，「羅心版」の主役（n週）→個別作業療法（n＋1週）→「羅心版」のアドバイス役（n＋1週）→集団認知訓練（n＋2週）→「羅心版」のアドバイス役（n＋2週）→集団認知訓練（n＋3週）→「羅心版」のアドバイス役（n＋3週）…と，2巡目の「羅心版」の主役が回ってくる週まで繰り返していきます（**表4**）．

表4 『オレンジクラブ』の週間スケジュールの例（当事者が4人の場合，6週目以降も同様）

	→1巡目				→2巡目	
	1週目	2週目	3週目	4週目	5週目	6週目
はじめの会	全員	全員	全員	全員	全員	全員
個別セッション						
個別作業療法（担当：OT）	なし	Pt 1	Pt 2	Pt 3	Pt 4	Pt 1
認知訓練（担当：ST）	Pt 1, Pt 2, Pt 3, Pt 4	Pt 2, Pt 3, Pt 4	Pt 1, Pt 3, Pt 4	Pt 1, Pt 2, Pt 4	Pt 1, Pt 2, Pt 3	Pt 2, Pt 3, Pt 4
家族会（担当：Dr）	家族全員	家族全員	家族全員	家族全員	家族全員	家族全員
集団リハビリテーション（「羅心版」）						
主役	Pt 1	Pt 2	Pt 3	Pt 4	Pt 1	Pt 2
アドバイス	Pt 2, Pt 3, Pt 4	Pt 1, Pt 3, Pt 4	Pt 1, Pt 2, Pt 4	Pt 1, Pt 2, Pt 3	Pt 2, Pt 3, Pt 4	Pt 1, Pt 3, Pt 4
参加	家族全員	家族全員	家族全員	家族全員	家族全員	家族全員
おわりの会	全員	全員	全員	全員	全員	全員

Pt：当事者

⑥「羅心版」：２巡目の「羅心版」（A子さん主役２回目）

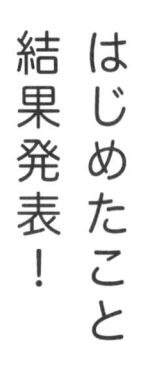

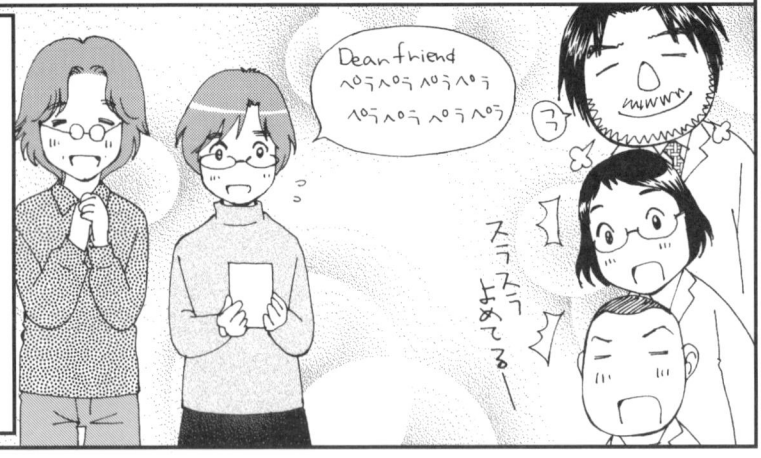

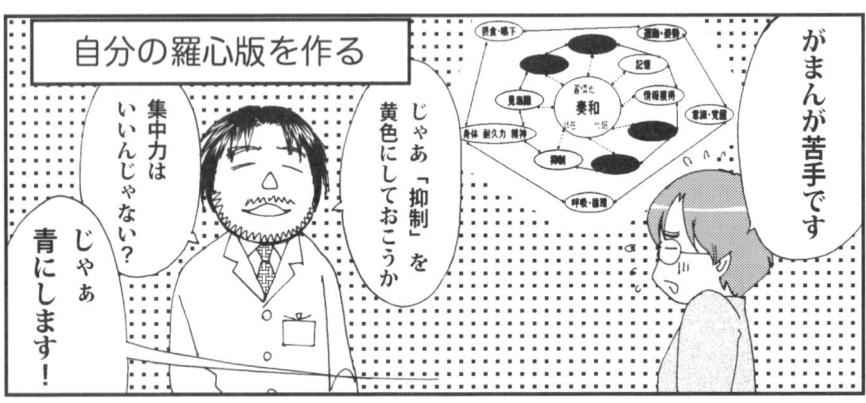

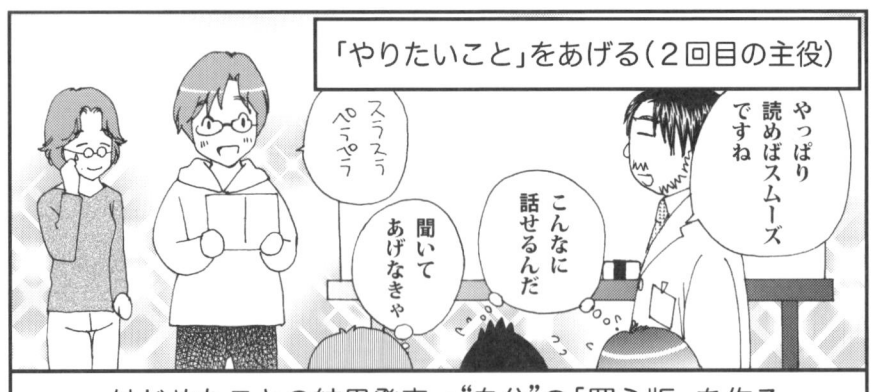

はじめたこと結果発表！

Dean friend
ペラペラペラペラ
ペラペラペラペラ

スラスラよめてるー

自分の羅心版を作る

がまんが苦手です

じゃあ「抑制」を黄色にしておこうか

集中力はいいんじゃない？

じゃあ青にします！

「やりたいこと」をあげる（２回目の主役）

やっぱり読めばスムーズですね

スラスラペラペラ

こんなに話せるんだ

聞いてあげなきゃ

はじめたことの結果発表→"自分"の「羅心版」を作る
→２巡目（２回目の「羅心版」の主役）へ、すすみます。

▶▶ ⑥「羅心版」：2巡目の「羅心版」（A子さん主役2回目）

　半年のプログラム（約15, 16週程度）の場合，当事者一人につき3, 4回程度主役が回ってくる機会があります．2巡目の主役が回ってきた際，前回の「羅心版」を通じて「はじめたこと」の結果を発表してもらいます．この解説まんがのモデル，当事者A子さんにも完成したクリスマスカードを読んでもらいました．非常にスラスラとクリスマスカードを読み上げることができていました．A子さんは主役の場合もアドバイス側の場合も，発言するまでに非常に時間がかかっていたため，スラスラ英語を読む姿は参加者にとって驚きだったと思われます[5]．この「はじめたこと」を通じて，言いたいことを事前に書いておいて読む，思ったことは後ですぐ読めるように書き留めておく（一言カード），などの代償手段の有効性がわかり，積極的に代償手段を使う動機付けにもつながりました．また，その姿を見せることで周囲の理解が促され，「待つ協力」にもつながり，治療的環境も作られてきています（**図5**）[5]．

　この「はじめたこと」の経験を通じて，自分を振り返ってもらい，「自分の羅心版」を作ります（**図6**）[1]．自分で自信をもつことができた「注意・集中」「意欲・発動性」「遂行機能」「現実感」は良い点として，反対に，苦手である自覚がもてた「抑制」「見当識」「運動・姿勢」は問題点として色がつけられました．

　2巡目の「羅心版」の主役を務める際には，自ら積極的に「読み原稿」を使うようになっています（**図5**）[5]．「羅心版」主役→個別作業療法での成功体験を通じて，代償手段を用いていく「動機付け」がされているといえます．また，周囲の支援者を見ても，待つ姿勢・聞く姿勢が整ってきています．家族会での講義や，当事者本人の変化が，周囲の参加者が治療的な環境を構築する「動機付け」につながっています．

　このように，「はじめたことの結果発表」→「自分の羅心版を作る」→「2回目の羅心版（主役2回目）」の順で，2巡目以降の『オレンジクラブ』の「羅心版」は行われていきます．

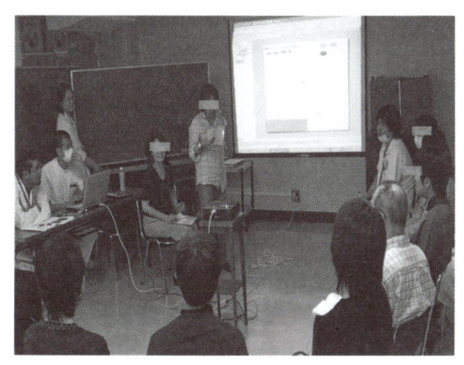

図5　A子さん2巡目の「羅心版」（2回目の主役）

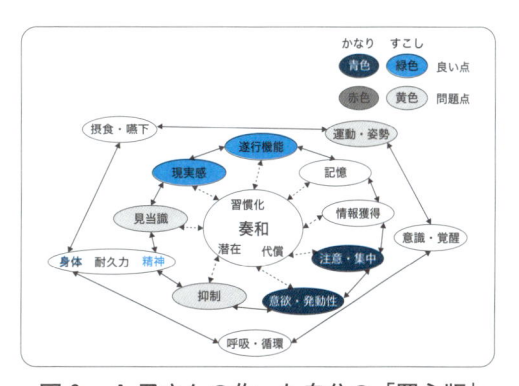

図6　A子さんの作った自分の「羅心版」

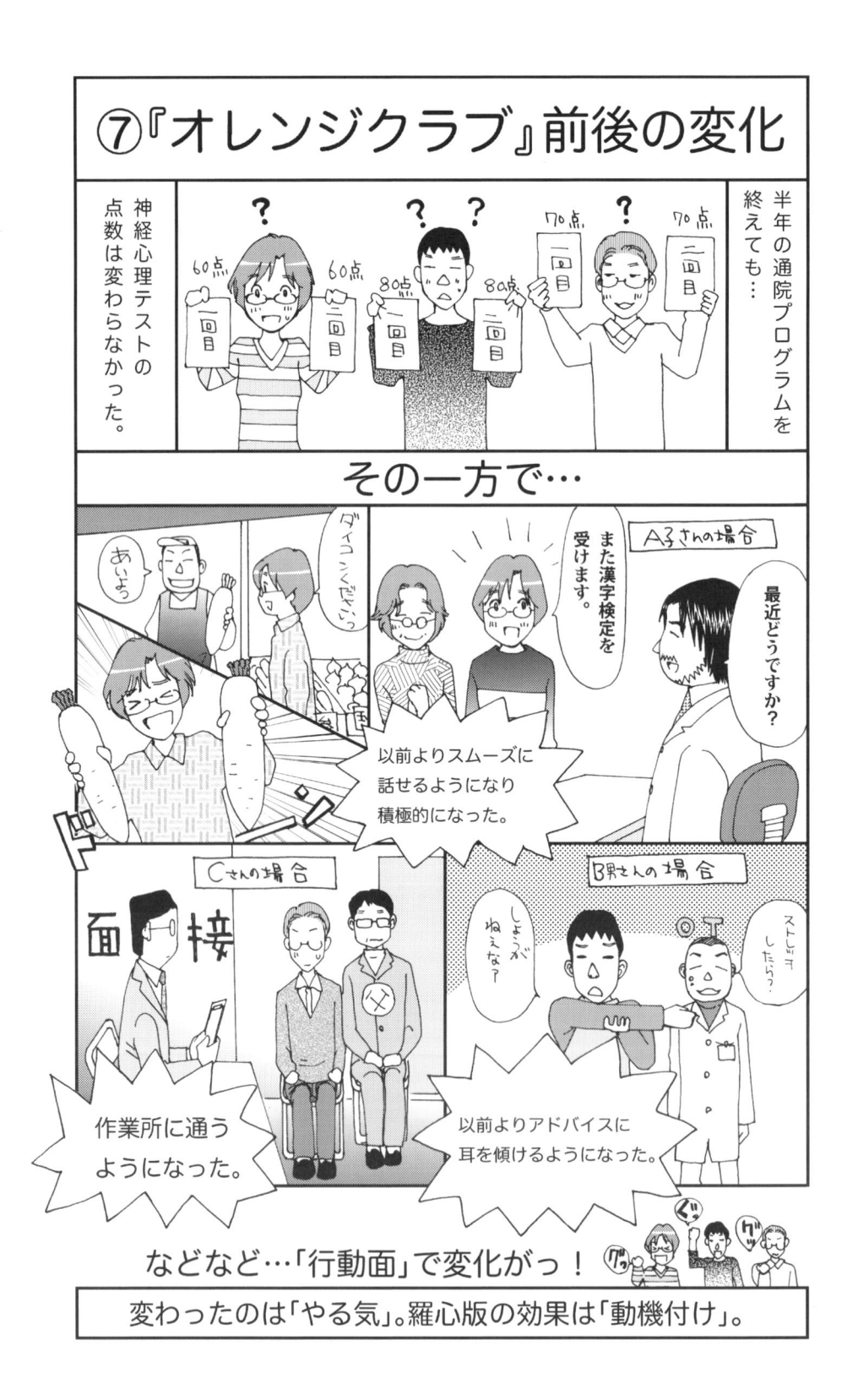

⑦『オレンジクラブ』前後の変化

半年の通院プログラムを終えても…

神経心理テストの点数は変わらなかった。

その一方で…

A子さんの場合：以前よりスムーズに話せるようになり積極的になった。

B男さんの場合：以前よりアドバイスに耳を傾けるようになった。

Cさんの場合：作業所に通うようになった。

などなど…「行動面」で変化がっ！

変わったのは「やる気」。羅心版の効果は「動機付け」。

⑦：『オレンジクラブ』前後の変化

　半年間の『オレンジクラブ』のプログラムを終えても，参加した当事者の神経心理テストの成績に明らかな変化は認められませんでした．一方で，行動面には変化があり，人前でほとんど話そうとしなかったのに積極的に発言するようになった，自信がなく自ら社会参加することは困難だったのに市民音楽団体に積極的に参加するようになっていたなど，より積極的な社会参加をしようという姿勢が全員にみられました[5]．

　正規参加した当事者6名（脳外傷3例，脳卒中2例，低酸素性脳症1例，年齢：30～58歳，性別：男性3人，女性3人，発症からの期間：4～13年）の，『オレンジクラブ』参加前後の脳機能画像検査結果（Tc-ECD SPECT）を比較すると，両側の前頭前野とその周辺領域に有意な変化が認められました（**図7-①**）．特に，最も顕著な変化が認められた領域は内側領域でした（**図7-①の矢印部分**）．一方で，『オレンジクラブ』にまったく参加せず，外来通院での個別作業療法のみを受けていた当事者6例の通院加療前後では，この内側領域の変化はわずかでした（**図7-②の矢印部分**）．この6例においては，通院前後で，社会参加する姿勢に明らかな変化はみられませんでした．

　ここで変化がみられた前頭前野の内側およびその周辺領域は，注意・記憶・遂行機能のみならず，自発性・やる気・意欲・モチベーション（motivation）などといった「社会的行動」にもかかわる多機能な領域です[10～16]．この領域の担うさまざまな機能を，神経心理テストや当事者の行動面にみられた変化と照らし合わせると，『オレンジクラブ』参加前後の経過と最も関連していると考えられる機能は，社会的行動にかかわる部分の機能と考えられます．特に，正規参加した全例に社会参加する姿勢の変化がみられ，積極性が増しています．よって，「羅心版」および『オレンジクラブ』を行う意義は，社会復帰のための「動機付け」にあると換言できると思われます．

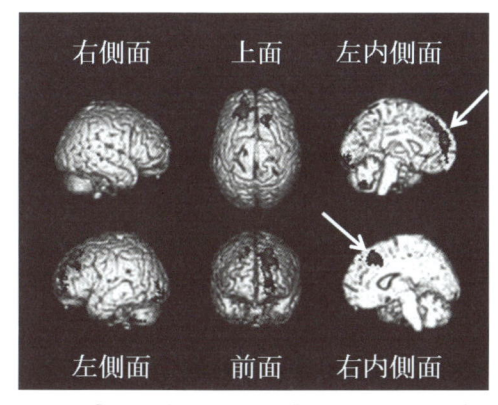

図7-① 当事者6例の『オレンジクラブ』参加前後のTc-ECD SPECT結果の比較像（SPM5, paired t-test, uncorrected $p<0.01$, voxels>300）
両側の前頭前野，特に内側領域を中心に有意な局所脳循環代謝の改善・向上が認められている（矢印部分）．

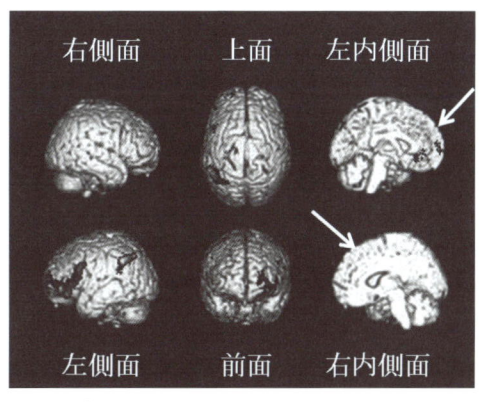

図7-② 『オレンジクラブ』にまったく参加しなかった当事者6例の，半年間の通院個別作業療法のみ行った前後のTc-ECD SPECT結果の比較像（図7-①と同条件）
主な局所脳循環代謝の改善・向上が認められた領域は左前頭前野外側面と左頭頂葉で，前頭前野内側領域の変化に乏しい．

◆ 動機付けるとはどういうことか

▶▶ やる気がなく見えるのは「行動する理由がない」状態になっている…から，と捉える

　多くの脳損傷がある患者さんは，やる気，意欲，発動性，自発性，興味，関心などとよばれるような，社会的行動にかかわる機能が低下しています[17]．この症状・障害は，なかなか第三者には理解しがたいものです．「やる気」という言葉を使うとわかりやすいのですが，我が国では「根性」のようなニュアンスが含まれてしまうと思いますので，本質的な表現ではないと私は考えています．同様な障害を表現する言葉のうち，「motivation がない（動機付けされていない）」という表現が最も本質を捉えていると感じています．換言すれば「行動する理由がない状態」です．前頭前野の担う遂行機能や感情の処理は，後連合野から得た外的情報と，傍辺縁系領域からの内的情報（内受容感覚からの情報）に基づきます[18]．この内的・外的情報が「行動する理由」であり，これが正しく伝わらないから行動が起こらない病態であると考えるのです．

▶▶ 外的情報の調整による動機付け（＝行動する理由を明確にすること）

　外的情報とは五感を通じて知覚する外の世界の情報であり，これに対して，内的情報とは内臓知覚などの身体内部の情報です．近年の本能的欲求に関する研究では，内的情報が脳前部の内側領域（前頭前野内側領域や前部帯状回など）に伝わることで，motivation が生じると考えられています[14,15]．食欲がないといわれるような症状を例にとれば，「お腹が空いていると脳がわからないから食べる理由がない」と考えられるケースをよく見かけます．例として，食欲が「亢進」していると家族から訴えがあった脳外傷患者さん（前頭前野腹内側領域の損傷）の経過をあげます．食欲が亢進しているとのことでしたが，「お腹が空く？　お腹がいっぱいになる？」と当事者本人に尋ねると，「お腹がすく，お腹がいっぱいになる」というものがどのような感覚なのかわかっていませんでした．実際入院中に，絶食を負荷しても空腹を訴えることはなく，食事の時間になっても促されないかぎり自分から食堂には現れません．食べ過ぎることよりむしろ，食事を自分からとろうとしないことが問題となりました．しかし，食後であっても，食べ物を見てしまうと「もっと食べたい」と訴えることがあったのです．この患者さんにまず私がしたアドバイスは「食べものを見えるところに置かない」でした．結果として，「もっと食べたい」気持ちになることはなくなりました．また，定刻に食事をとることを繰り返し促し続けたところ，時間になると食堂に現れ，適量をとるようになりました．このケースは，内的情報の処理に問題があったため，外的情報を調整することで「行動する理由」が適切に生まれるように工夫し，適切な食事をとる動機付けがなされています．

▶▶ 内的情報の変化のフォロー

　普通に考えれば，内的情報を第三者が意図的に変化させることは困難であり，「羅心

版」および『オレンジクラブ』も，主に外的情報を通じて動機付けをしていると考えられます（主に賦活された領域が腹側でなく背側前部帯状回であったことも一致します[12]）．しかしながら，参加者の内的情報処理も，ある程度変化している印象があります．そもそも動機付けには，常に身体的，内臓系の反応が付随すると考えられます（ソマティックマーカー仮説[16]）．これは内的情報の変化です．確かに，「羅心版」が終わったあとには，「身体的な高揚感」が感じられます（この高揚の正体が何であるかはさらなる調査が必要ですが）．この高揚感が内的情報として脳に伝わり，何らかのmotivationの礎になっている可能性が予想されます．この内的情報の礎に，外的情報を調整し，「この高揚感はやる気である」と帰属させることで，当事者を動機付けている可能性があります．特に，正規に『オレンジクラブ』の全行程に参加していた当事者は，プログラム全体を通じてポジティブに支援される機会があり，成功体験を通じて，高揚感がやる気として帰属されたのだと考えられます[4]．つまり，「良い」という価値観にマークされたといえます[16]．逆に，単発の見学だけで参加される当事者の中には，「羅心版」参加後に不穏・興奮状態となってしまうことが多くみられています．フォローされることのない高揚感は，やる気であると自覚されず，動機付けにならないどころか悪影響となる可能性もあるようです．「情動的誤帰属[4]」の一種であると考えられ，「悪い」という価値観にマークされてしまう[16]危険性を示唆しています．

◆ ポジティブな行動支援とは[1,2,7,8]

「遂行機能」段階の障害に対しては「行動支援」が重要であることを前述しました（→145頁，**図1**）．行動支援では，一緒に考え・行動し，指導することが必要であり，そのためには，これを行う「協力者」を作ることが欠かせません．そのため，主たる協力者となることの多い家族に，適切な行動支援方法を指導することが重要です．指導で一番注意すべきことは，一般的な社会生活で行われるような，はっきりと問題点を指摘し行動を改善させようとする指導方法（直接教示と行動修正）は，遂行機能障害の行動支援としては「逆効果」になることが多いということです．それは，遂行機能障害には，問題が自覚できない（病識欠如），受け入れられない（障害受容の問題），自信を失いやすい（自己効力感の低下）などの種々の問題を伴いやすいからです．その場合，問題点を直接指摘しても，単に本人を怒らせたり悲しませたりするだけで，結局は行動修正には至りません．実際の行動支援は，協力者が先に行動して手本を見せたり，選択肢を提示して選ばせたり（choice-making）して，なるべく当事者から自然と望ましい行動を引き出し，その行動を賞賛して選択的に強化することを優先するのがよいといえます．これがポジティブな行動支援です．多くの名言を残している山本五十六の言葉に，このポジティブな行動支援の理念をよくあらわした言葉があります（**本章冒頭掲載**）．

◆ まとめ

　本章では「羅心版」および『オレンジクラブ』について解説しました．特に，そのやり方について詳細に説明し，また効果に関しても研究データを提示しました．「羅心版」および『オレンジクラブ』の最も重要な効果は，社会復帰に向けて有益となる「動機付け」と思われました．このことは同機能の神経基盤と思われる前頭前野内側領域に，プログラム参加前後において局所脳循環代謝の改善・向上が示されていたことからも推測されます．プログラム全行程に正規参加された当事者の行動変化と，単発の見学で参加された当事者の行動変化との比較から，集団リハビリテーションプログラム「羅心版」においてだけではなく，「羅心版」を含めた高次脳機能障害通院治療，すなわちプログラム『オレンジクラブ』全体を通してポジティブな行動支援を行うことが，適切な動機付けには重要と思われました．

引用文献

1) 橋本圭司：生活を支える高次脳機能リハビリテーション．三輪書店，2008．
2) 梗間　剛，ほか：高次脳機能障害とその症状に対する「治療的環境」．綜合臨床 59：2141-2142，2010．
3) 梗間　剛：高次脳機能障害の症状とその対応．看護技術 54：606-612，2008．
4) 山田　歩：情動・認知の誤帰属と処理の順序性．対人社会心理学研究 1：171-184，2001．
5) 梗間　剛：高次脳機能障害における MRI・SPECT 診断．MB Med Reha 132：143-151，2011．
6) Winkens I, et al：Training patients in Time Pressure Management, a cognitive strategy for mental slowness. Clin Rehabil 23：79-90, 2009.
7) 梗間　剛，ほか：ポジティブな行動支援—positive behavioral support．地域リハ 3：531-533，2008．
8) Uruma G, et al：Positive Behavioral Support to a Patient with Traumatic Brain Injury and His Family from the Acute Stage. Jikeikai Med J 53：141-145, 2006.
9) 間島富久子：高次脳機能障害に対する認知訓練の実際．看護技術 54：613-619，2008．
10) 後藤文男，ほか（編著）：臨床のための神経機能解剖学．中外医学社，pp40-53，1992．
11) 渡邉　修：前頭葉障害．臨床リハ 13：421-428，2004．
12) Bush G, et al：Cognitive and emotional influences in anterior cingulate cortex. Trends Cogn Sci 4：215-222, 2000.
13) Uruma G, et al：A new method for evaluation of mild traumatic brain injury with neuropsychological impairment using statistical imaging analysis for Tc-ECD SPECT. Ann Nucl Med 27：187-202, 2013.
14) Craig AD：Interoception：the sense of the physiological condition of the body. Current Opinion in Neurobiology 13：500-505, 2003.
15) Craig AD：How do you feel—now？The anterior insula and human awareness. Nature Neuroscience 10：59-70, 2009.
16) Damasio AR：Descarte's Error：Emotion, Reason, and the Human Brain. Avon Books, 1994.
17) 後藤杏里，ほか：リハ医のモヤモヤ解決！こんなときどうする？リハ患者の意欲が乏しい（解説）．臨床リハ 19：393-397，2010
18) 大橋正洋：脳外傷による障害の理解と支援．大橋正洋，ほか（編）：脳損傷のリハビリテーション高次脳機能障害支援—病院から在宅へ，そしてその先へ．医師薬出版，pp9-25，2011．

コラム 「高次脳機能障害ファシリテーターとしての役割」
〜私にできること〜

高次脳機能障害ファシリテーター養成講座に同行し，当事者・家族の方々と接し，話を伺っていくなかで，医療専門職ではない私にできることは何だろう？　と考えるようになりました．それは環境を整える手助け，本人ができることを一緒に見つけていくことで，身近な誰もが当事者を支えていくことができる方法であると思います．

◆環境を整える手助け

本人の生活の場所や働く場所に目を向け，現在の自分を取り巻く状況やこれから自分が何をすべきかをわかりやすくすることで，混乱なく生活しやすい環境を整える．

・生活パターンや毎日行うルーチンワークを決める．
・今日の予定や注意事項は，カレンダーやホワイトボード・付箋などを使用し，目につきやすいようにする．
・困ったときの対処法を事前に話し合い，緊急連絡先を決めて表示する．
・収納棚，引き出しなどには何が入っているのか分かりやすいように表示する．
・文字だけではなく，イラストや写真など視覚からの情報を活用する．

など

◆本人ができることを見つける

社会・家庭内での役割を見つけ，こちらからはやり過ぎないで見守ることでできることが見つかる．

・身の回りのことを自分で行う．
・家事の分担など家庭内での役割を与える．
・一人での行動範囲を広げてみる．

など

ファシリテーターとしてのポイントは，相手に安心感を与え，聞き上手であることだと考えます．当事者を取り巻く身近な誰もがサポーターとなり，支え合っていくことが，私たち高次脳機能障害ファシリテーターにできることではないでしょうか．

高次脳機能障害ファシリテーター
長田千鶴

高次脳機能障害ファシリテーター養成講座

発　行	2014年9月5日　第1版第1刷Ⓒ
著　者	特定非営利活動法人高次脳機能障害支援ネット
発行者	青山　智
発行所	株式会社 三輪書店
	〒113-0033　東京都文京区本郷6-17-9　本郷綱ビル
	☎ 03-3816-7796　FAX 03-3816-7756
	http://www.miwapubl.com/
表紙デザイン	芥川葉子（株式会社 大空出版）
印刷所	三報社印刷 株式会社

本書の内容の無断複写・複製・転載は，著作権・出版権の侵害となることがありますので，ご注意ください．

ISBN 978-4-89590-487-2　C 3047

JCOPY　＜(社)出版者著作権管理機構　委託出版物＞
本書の無断複写は著作権法上での例外を除き禁じられています．複写される場合は，そのつど事前に，(社)出版者著作権管理機構（電話 03-3513-6969, FAX 03-3513-6979, e-mail：info@jcopy.or.jp）の許諾を得てください．